RELATION

SUR

LE CHOLÉRA-MORBUS

OBSERVÉ A PARIS, DANS LE MOIS D'AVRIL 1832;

SUIVI D'UN

RAPPORT

SUR

L'ÉPIDÉMIE CHOLÉRIQUE

qui a régné

DANS L'ARRONDISSEMENT DE BERNAY (EURE), DEPUIS LE 29 AVRIL
JUSQU'AU 27 SEPTEMBRE 1832.

Imprimerie de DUCESSOIS, quai des Augustins, 55.

RELATION

SUR LE

CHOLÉRA - MORBUS

OBSERVÉ A PARIS, DANS LE MOIS D'AVRIL 1832,

SUIVIE D'UN

RAPPORT

SUR

L'ÉPIDÉMIE CHOLÉRIQUE,

QUI A RÉGNÉ

DANS L'ARRONDISSEMENT DE BERNAY (EURE), DEPUIS LE 29 AVRIL
JUSQU'AU 27 SEPTEMBRE 1832.

PAR M. NEUVILLE,

Docteur en médecine, Secrétaire de la Commission sanitaire de l'arrondissement de
Bernay (Eure), ex-Professeur de quatrième au Collége de Bernay, ancien Élève
de l'École Pratique de Paris, Membre émérite et ex-vice-Président de la Société
d'instruction médicale de Paris.

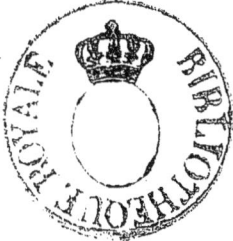

PRIX 2 FR. 50 CENT.

A PARIS,

CHEZ BÉCHET JEUNE, LIBRAIRE,
PLACE DE L'ÉCOLE DE MÉDECINE,

A BERNAY,

CHEZ LA VEUVE DELANDON, LIBRAIRE,
Près de l'église de Ste.-Croix.

1832

A

MES CONCITOYENS :

Témoignage de reconnaissance pour les marques de confiance qu'ils ont daigné m'accorder dans les deux carrières que j'ai parcourues.

A

MES CONFRÈRES :

Puisse cet essai les engager, dans l'intérêt de la science et de l'humanité, à publier leurs recherches (1).

(1) M. le docteur Bardet père a écrit une Notice sur le choléra-morbus.

« Monsieur le Maire,

« Ainsi que je crois l'avoir démontré dans les séances
» du 14 et du 17 avril dernier, je pense qu'il est néces-
» saire, dans l'intérêt de notre ville et de notre arrondis-
» sement, de visiter les hôpitaux de Paris, pour se faire
» une juste idée du choléra-morbus; en effet, de même
» que l'on ne peut connaître d'une manière positive, la
» coqueluche, le croup, la petite-vérole, la scarla-
» tine, etc., et traiter efficacement ces maladies, sans
» avoir vu des malades qui en fussent atteints; de même
» on ne peut reconnaître le choléra et le combattre avan-
» tageusement sans l'avoir vu et sans connaître, par ses
» propres yeux, le traitement qui réussit le mieux.

» Convaincu de cette idée, j'eusse fait le voyage de
» Paris, il y a quinze jours, pour observer le choléra-
» morbus, si je n'en eusse pas été empêché par une ma-
» ladie.

» Aujourd'hui que ma santé est assez bonne, j'en profite
» pour partir ce soir, et me rendre demain à Paris, où je
» me propose de rester trois ou quatre jours au plus,
» pour ne pas perdre ma clientelle; je pense que ce
» temps bien employé sera suffisant.

» Je ne prétends point, Monsieur, par cette détermi-
» nation, chercher à influencer la décision des membres
» du conseil municipal qui doivent se réunir demain,

» pour agiter s'il est nécessaire ou non de députer un mé-
» decin et de lui accorder une indemnité pour aller à
» Paris.

» Je suis l'impulsion de ma conscience ; si l'on m'ac-
» corde une indemnité, je la recevrai avec reconnaissance,
» si on me la refuse ou qu'on l'accorde à quelqu'un qu'on
» juge plus capable, je m'en consolerai par la satisfaction
» qu'éprouve intérieurement tout homme qui fait le sa-
» crifice de sa santé et de ses intérêts par amour pour la
» science et pour l'humanité.

» Je vous prie, Monsieur, de bien vouloir faire part de
» cette lettre à MM. les membres du conseil municipal, et
» de leur déclarer que j'eusse attendu leur décision si le
» choléra n'était pas à nos portes et que je n'eusse pas
» craint une invasion subite de ce terrible fléau.

» J'ai l'honneur d'être, etc.

« Bernay, le 18 avril 1832. »

———

Ainsi que je l'avais annoncé à M. le maire, je partis
le 18 avril, et le 20 avril 1832, je visitais les hôpitaux de
Paris (1).

J'espérais que trois ou quatre jours me suffiraient pour

(1) MM. les docteurs Acard et Bardet fils ont été observer le choléra,
peu de jours après mon départ, le premier à Paris, le second à Rouen.

étudier le choléra-morbus; mais bientôt j'ai été désabusé; je suis resté sept jours à Paris, j'ai senti le besoin d'y rester plus long-temps pour en rapporter des matériaux plus précieux, mais mes cliens me réclamaient; aussi je préviens mes concitoyens que ce n'est point un ouvrage complet que je me propose de leur livrer, mais une relation fidèle et succincte de ce que j'ai vu et entendu, relativement au *choléra*, dans le court espace de sept jours que j'ai passés dans la capitale.

A mon retour, M. le maire, tout en me félicitant de mon dévouement, m'annonça que son intention était de proposer aux membres du conseil municipal de m'accorder une indemnité; je le remerciai, en lui disant que ses félicitations et celles de mes concitoyens étaient la plus douce récompense à laquelle je pusse aspirer, et que je me trouvais amplement dédommagé de mes frais de voyage par l'espoir de l'utilité dont je pourrais être, en cas d'invasion du *choléra-morbus* dans notre arrondissement.

J'eus alors l'intention de livrer au public cette relation; mais le *choléra* s'étant déclaré parmi nous, je me bornai à faire part à l'autorité et à mes confrères des connaissances que j'avais acquises, à leur faire connaître les lésions que j'avais remarquées sur les cadavres des personnes mortes du *choléra*, et le traitement qui m'avait paru le plus rationnel, me réservant à le publier en même temps qu'un mémoire sur les cas de *choléra* que j'aurais observés dans l'arrondissement de Bernay, dès que l'épidémie cholérique aurait cessé d'y régner.

Aucun cas de *choléra* n'ayant paru depuis le 27 septembre 1832, j'ai senti que je ne devais pas différer plus long-temps à rendre compte à mes concitoyens du temps que j'ai passé à Paris, et à leur donner une esquisse de l'histoire du fléau qui nous a désolés, en attendant un travail plus complet que je livrerai incessamment à l'impression.

RELATION

SUR LE

CHOLÉRA-MORBUS

OBSERVÉ A PARIS, DANS LE MOIS D'AVRIL 1832.

INTRODUCTION.

Pour avoir une idée exacte du *choléra-morbus* et des moyens qu'on y oppose, j'ai pensé que je devais 1° étudier cette maladie chez les personnes de tout âge et de tout sexe, dans toutes ses périodes et sous toutes ses formes; 2° connaître l'opinion des médecins les plus distingués, sur le siége du *choléra*, et le chercher moi-même sur les cadavres; 3° apprendre les traitemens divers qu'on emploie contre cette maladie, les comparer, et adopter le plus rationnel; 4° connaître les premiers secours à donner aux cholériques.

C'est dans ce but que j'ai visité plusieurs des grands hôpitaux de Paris : *l'Hôtel-Dieu, la Charité, la Pitié, les Enfans, les Greniers d'abondance* et le *Val-de-Grâce;* que j'ai assisté à une séance de l'Académie de médecine, consacrée au choléra-morbus, et que j'ai visité le *Bureau de secours de la Sorbonne.*

C'est pour remplir ces vues que, pendant les sept jours que j'ai passés à Paris, j'ai recueilli dix-huit observations (1) auxquelles j'ai joint quelques réflexions; que j'ai pris note des entretiens de quelques médecins des plus distingués, dans le cours de leurs visites, et des opinions émises sur le *choléra-morbus*, au sein de l'Académie, ou dans des réunions savantes :

HÔTEL-DIEU.

Salle Saint–Antoine.

Service de M. Guenau de Mussy, *visite du* 20 *avril* 1832.

Choléra algide développé sans cause connue et sans symptômes précurseurs, et terminé par la mort, après 15 heures d'invasion.

Forin, tailleur de pierres, cheveux bruns, d'une bonne constitution, de l'âge de vingt-neuf ans, fut

---

(1) Beaucoup de ces observations sont nécessairement incomplètes, vu que le choléra durant quelquefois plusieurs semaines, un séjour à Paris de quinze jours à trois semaines, eût été nécessaire pour obtenir un grand nombre d'observations complètes.

pris, le dix-neuf avril, à sept heures du soir, sans cause connue et sans symptômes précurseurs, de vomissemens, de déjections alvines et de crampes, et fut transporté de suite à l'Hôtel-Dieu; *prescription* : frictions ammoniacales, ipécacuanha, limonade.

Vu le 20 avril à sept heures du matin, c'est-à-dire, après douze heures d'invasion, il m'a présenté les symptômes suivans :

Aspect d'un cadavre de mulâtre; coucher sur le dos, la poitrine haute, la tête portée en arrière; prostration générale; somnolence; front chaud; paupières à demi-fermées; yeux enfoncés; conjonctives rougeâtres, couvertes d'un enduit purulent; facultés intellectuelles intègres; paupières d'un bleu foncé (la paupière inférieure gauche est ecchymosée); face grippée, bleuâtre et froide; sécheresse des narines, poussière adhérente aux poils du nez; bouche ouverte; lèvres et langue pâles, molles et froides comme de la glace; haleine froide; soif ardente; désir de boissons froides; voix éteinte et lente; gémissemens continuels; difficulté extrême de respirer; sentiment de pesanteur sur la poitrine qu'il découvre sans cesse; battemens du cœur nuls; sentiment de douleur à l'épigastre; ventre rétracté, empâté, donnant un son mat à la percussion; point d'urines depuis l'invasion; déjections alvines blanchâtres, puriformes, semblables à

une décoction de riz, et exhalant une odeur infecte ;
point de pouls; la peau a perdu sa contractilité : quand
on la plisse, le pli ne s'efface pas ; elle est sèche et
bleuâtre dans toutes ses parties, excepté dans la région du cœur ; crampes des extrémités, froid de ces
parties; plis longitudinaux et transversaux de la peau
des doigts et des orteils; couleur bleue foncée des ongles.

Prescription : limonade glacée, frictions avec un
liniment ammoniacal, sangsues à l'épigastre, bain
immédiat. Cet homme est mort dans la période algide, à dix heures, c'est-à-dire, trois heures après la
visite, avant de prendre son bain.

Réflexion.

Ce malade et plusieurs autres dont je citerai l'histoire, ont présenté un symptôme, savoir : *l'adhérence
de poussière aux poils du nez*, que je n'ai observé sur
aucun des cholériques que j'ai vus dans l'arrondissement de Bernay, depuis que le choléra y règne.

Autopsie de Forin, 22 heures après sa mort.

Le cadavre, qui est celui d'un homme grand et
vigoureux, offre dans toutes ses parties, la poitrine

exceptée, une couleur bleuâtre : les yeux sont ouverts;
la bouche est entr'ouverte ; tous les muscles sont durs;
les membres sont raides ; les doigts sont contactés, et
la raideur est telle, qu'on peut soulever le cadavre par
les mains ou les pieds, sans la faire cesser.

Les veines et artères brachiales, les veines et artères
crurales, du côté gauche, ont été ouvertes; les veines
sont remplies d'un sang noir et poisseux, semblable à celui qu'on retire chez les cholériques pendant la vie; les artères contiennent peu de sang, et
ce sang est noir. Les muscles, mis à découvert, sont
durs et secs; leur couleur est un peu plus brune que
dans l'état naturel.

La dure-mère offre une couleur violacée ; ses sinus
sont remplis d'un sang noir, poisseux ; l'extérieur du
cerveau et celui du cervelet présentent également
une teinte violette ; leurs vaisseaux sont remplis d'un
sang noir et poisseux ; leurs substances corticales et
médullaires sont piquetées de sang ; leurs ventricules contiennent un peu de sérosité roussâtre ; les plexus
choroïdes sont gorgés de sang.

La langue, les gencives et le palais ont une couleur violette ; les veines du cou sont remplies de sang;
la membrane muqueuse du pharynx est rouge, ainsi
que celle de l'œsophage ; l'intérieur du larynx, de la trachée-artère et des bronches, offre une teinte violacée.

La cavité de la poitrine ne contient pas de sérosité; les plèvres sont sèches et visqueuses.

Les poumons sont pâles dans leurs parties antérieures, et violacés dans leurs parties postérieures; ils contiennent peu d'air et peu de sang.

Les veines pulmonaires, les ventricules du cœur, et les vaisseaux thoraciques, sont remplis d'un sang noir et poisseux, partie liquide et partie coagulé.

La cavité abdominale ne contient pas de sérosité; le péritoine est sec et visqueux; le grand épiploon et le mésentère sont injectés, ainsi que l'extérieur de l'estomac et des intestins. L'estomac est contracté; il contient des matières blanchâtres, puriformes, exhalant une odeur particulière; sa membrane muqueuse est d'un rouge foncé, principalement vers sa grande courbure, où elle présente des duplicatures très-prononcées; elle est ramollie, et s'enlève facilement avec l'ongle; matières blanches, abondantes, liquides dans les intestins grêles; injection de couleur *hortensia* de leurs membranes muqueuses; valvules du duodénum et du jéjunum très-prononcées; matières blanches, crêmeuses, adhérentes à la membrane muqueuse du duodénum et à celle du jéjunum; glandes de *Brunner* très-confluentes et très-prononcées dans les trois quarts inférieurs de l'iléon; on y remarque çà et là quelques plaques de *Peyer*. Duplicatures très-prononcées de la membrane muqueuse des gros intestins qui contiennent beaucoup de matières blanches semblables à une décoction de riz. Le foie, la rate et le pancréas sont dans l'état naturel; la vésicule biliaire est remplie d'une bile noire, sirupeuse. Les reins sont gorgés d'un sang noir; leurs bassinets et les uretères contiennent un peu de matière blanche, semblable à celle des intestins; la vessie est contractée et offre le volume d'une grosse noix; elle ne contient pas d'urine; elle présente un peu de matière blanche semblable à celle indiquée.

L'aorte et la veine-cave inférieure contiennent du sang noir; les nerfs de la vie animale, et ceux de la vie organique n'offrent rien de remarquable. Les membranes du rachis sont injectées, et l'on remarque de la sérosité roussâtre entre ces membranes et la moelle épinière. La moelle épinière elle-même est injectée.

Réflexion.

La présence dans les ventricules du cœur d'un sang noirâtre, poisseux, ressemblant à de la gelée de groseilles mal cuite, la distension de la vésicule biliaire, par une bile noire et sirupeuse, la présence d'une matière blanche dans le tube intestinal, la couleur *hortensia* de sa muqueuse, le développement des glandes de *Brunner* et de *Peyer*, la contraction de la vessie, l'absence d'urine dans cet organe, se remarquent presque toujours sur les cadavres des cholériques, morts dans la période algide.

HÔTEL-DIEU.

Salle Saint-Antoine.

Service de M. GUENAU DE MUSSY, *visite du 20 avril.*

Choléra algide après un excès en bière, sans symptômes précurseurs, terminé par la mort, après 29 heures d'invasion.

Charles, porteur d'eau, cheveux châtains, d'une bonne constitution, de l'âge de trente-trois ans, après avoir bu de la bière en grande quantité, fut pris le 19 avril, à huit heures du soir, de vomissemens, de crampes et de déjections alvines, et il fut transporté de suite à l'Hôtel-Dieu.

Examiné le 20 avril, à sept heures du matin, il m'a présenté les symptômes suivans :

Coucher sur le côté droit, prostration générale, conjonctives rougeâtres, pupilles dilatées, yeux enfoncés, paupières brunâtres, couleur violette de la face, poussière adhérente aux poils du nez, lèvres pâles et froides comme de la glace, langue pâle, un peu moins froide que les lèvres; soif ardente, voix lente, éteinte et comme soufflée, respiration presque nulle, haleine froide, douleur épigastrique, ventre rétracté, empâté et mat, battemens du cœur faibles (on entend la dilatation de cet organe sans entendre la contraction), pouls radial nul, peau sèche; teinte bleue des ongles et des extrémités des doigts, ainsi que des ongles et des extrémités des orteils, couleur violette des membres supérieurs et inférieurs, et froid de ces parties; plis de la peau des doigts et des orteils; crampes dans tous les muscles et particulièrement dans ceux des mollets. Point d'urines depuis l'invasion; déjections alvines blanchâtres, puriformes et exhalant une odeur fétide.

Prescription : Frictions avec un liniment ammoniacal, glace par fragmens, limonade froide, sangsues sur l'épigastre.

Vu vers midi, c'est-à-dire cinq heures après la première visite, l'état de prostration était plus considérable. Ce malade est mort dans la période algide, le 21 avril à une heure du matin, après vingt-neuf heures d'invasion, à la suite de cris et de convulsions qui ont nécessité l'emploi de la camisole de force, pour l'empêcher de se lever.

Réflexion.

Chez les cholériques, la cyanose générale est un symptôme grave; mais il en est un plus grave encore, c'est l'état convulsif, symptôme qu'a présenté ce malade.

Ouverture de Charles, 7 heures après sa mort.

Le cadavre est celui d'un homme vigoureux; les membres sont raides, les muscles sont durs, les doigts sont contractés, la teinte bleuâtre existe sur toutes les parties, excepté sur la poitrine, les yeux sont ouverts, la bouche est fermée, la sclérotique de chaque œil offre au-dessous de la cornée transparente, une ecchymose ou plutôt une tache brunâtre.

La dure-mère offre une teinte violacée; ses sinus sont remplis d'un sang poisseux. Le cerveau et le cervelet présentent une teinte violette; leurs vaisseaux sont remplis d'un sang noir et poisseux; leurs ventricules contiennent de la sérosité rougeâtre; leurs substances corticales et médullaires sont piquetées de sang; la membrane buccale, celle du pharynx et de l'œsophage présentent une couleur rosée; l'intérieur du larynx, de la trachée-artère et des bronches offre une couleur violacée.

La cavité de la poitrine ne contient pas de sérosité. Les plèvres sont sèches et visqueuses; les poumons ont une couleur pâle en avant, et violette en arrière; ils contiennent un peu de sang noirâtre; ils ne sont point crépitans; ils offrent quelques tubercules. Les veines pulmonaires et les ventricules du cœur sont remplis d'un sang noir poisseux, partie liquide et partie coagulé, semblable à de la gelée de groseilles mal cuite.

Les vaisseaux thoraciques sont remplis d'un sang noir.

La cavité abdominale ne contient pas de sérosité; le péritoine est sec et visqueux; le grand épiploon et le mésentère ont une teinte rosée ainsi que l'extérieur du tube intestinal. L'estomac est contracté, il contient des matières blanches et bilieuses; sa membrane muqueuse est rouge, surtout vers sa grande courbure où elle présente des duplicatures très-prononcées; elle est ramollie dans plusieurs points de son étendue, et s'enlève facilement avec l'ongle.

Les intestins grêles et les gros intestins sont remplis d'une matière blanchâtre, floconneuse, semblable à une décoction de riz, et exhalant une odeur fétide; leurs membranes muqueuses sont rosées dans toute leur étendue; elles offrent beaucoup de duplicatures; des glandes de *Brunner* sont confluentes et fort développées dans le jéjunum et l'iléon; quelques plaques de *Peyer* se remarquent vers la fin de l'iléon. Le foie, les pancréas, la rate et les capsules surrénales sont dans l'état naturel. Les reins contiennent du sang noir; le bassinet gauche contient un peu de matière blanche; les uretères ne contiennent rien; la vessie est contractée, elle est du volume d'une grosse noix; l'intérieur de ce viscère ne contient pas d'urine; il offre une matière blanchâtre; sa membrane muqueuse est rosée. Les nerfs de la vie animale et de la vie organique sont dans l'état naturel.

Le sang des artères est semblable à celui des veines, c'est-à-dire noir, liquide, poisseux. Les artères contiennent fort peu de sang, tandis que les veines, surtout celles qui sont superficielles, en sont remplies; les muscles sont durs, secs et bruns; les membranes du rachis sont injectées; la moelle épinière est également injectée, et il existe entre elle et ses membranes beaucoup de sérosité roussâtre.

Réflexion.

Les lésions observées sur le cadavre de *Charles* sont à peu près les mêmes que celles que l'on a rencontrées sur celui de *Forin*. Je remarquerai seulement que la sclérotique de chaque œil du cadavre de *Charles*, présente, sous chaque cornée, une tache brune qui se manifeste chez certains cholériques dans l'agonie, et persiste après la mort.

————

HÔTEL-DIEU.

Service de M. MAGENDIE, *visite du 20 avril* 1832.

M. Magendie distingue deux espèces de choléra : le choléra dans lequel prédomine le froid, et le choléra dans lequel prédomine la chaleur ; dans la première espèce, il donne les excitans, tels que l'infusion de camomille édulcorée avec du sirop de menthe ; il emploie les frictions ammoniacales, les synapismes, des lavemens avec une infusion de camomille, dans lesquels il fait entrer une demi-once d'acétate d'ammoniaque, des vésicatoires.

Dans la seconde espèce, il conseille la saignée, les applications de sangsues, les boissons et les lavemens émolliens.

Le choléra chaud, dit M. Magendie, est moins grave que le froid.

Ce professeur considère les convulsions dans le choléra comme très-dangereuses.

Réflexions.

J'ai observé dans les salles de M. Magendie les deux espèces de choléra indiquées par ce professeur ; dans le choléra chaud , l'aspect et la teinte de la figure sont les mêmes que dans le froid ; mais la figure dans celui-là est chaude , la langue est sèche , encroûtée et chaude , la peau est chaude , le pouls radial et les battemens du cœur sont prononcés , la teinte violette des membres est peu marquée.

J'ai observé , tant dans les salles de M. Guenau de Mussy que de M. Magendie , beaucoup de convalescens à la suite du choléra ; ils étaient à l'hôpital depuis huit , douze , quinze jours , et leur état ne s'est amélioré qu'insensiblement.

Le 20 avril , je suis entré à l'hôpital de la Charité ; j'ai examiné dans les salles une trentaine de cholériques , dans l'après-midi , en l'absence des médecins ; j'ai reconnu cette maladie au simple aspect , et j'ai remarqué chez eux les deux espèces de choléra dont M. Magendie nous avait entretenus le matin. Dans le choléra froid , la langue, les lèvres et la peau étaient froides , le pouls nul ou faible , etc. ; dans le choléra chaud , la langue était chaude , couverte d'un enduit brunâtre , la peau était sèche , et le pouls assez développé.

Nota. Comme M. Magendie, je distinguais, le jour de mon arrivée, deux espèces de choléra ; mais les jours suivans, j'ai bientôt reconnu qu'il n'y avait qu'une espèce de choléra, dont les symptômes variaient selon l'intensité et la période de la maladie.

———

Autopsies faites le 20 avril, en présence de M. MAGENDIE.

PREMIÈRE AUTOPSIE.

Cadavre d'une femme morte du choléra algide compliqué d'accidens typhoïdes, après quatre jours d'invasion.

Le cadavre est celui d'une femme de trente ans, d'une bonne constitution, morte dans la réaction, après quatre jours d'invasion du choléra compliqué d'accidens typhoïdes.

Je n'en connais pas l'histoire, vu que je ne suis entré que le 20 dans les salles de l'Hôtel-Dieu.

La couleur du cadavre n'offre rien de remarquable, si l'on excepte celle des mains, qui est bleuâtre ; les membres sont raides, les muscles sont contractés, les doigts sont fermés, le ventre est ballonné.

Les sinus de la dure-mère, et les vaisseaux du cerveau et du cervelet sont remplis d'un sang séreux, peu coloré ; les substances corticales et médullaires de ces viscères sont pointillées de sang ; leurs ventricules contiennent de la sérosité rougeâtre en grande quantité ; les ouvertures de communication de ces ventricules sont agrandies ; la langue n'offre rien de remarquable ; la bouche, le pharynx, l'œsophage, le larynx, la trachée-artère et les bronches sont dans l'état naturel.

Les plèvres pulmonaires sont adhérentes aux plèvres costales ; les poumons sont dans l'état naturel ; les veines pulmonaires et les ventricules du cœur sont remplis d'un sang noir, liquide et poisseux ; l'aorte pectorale contient du sang noir.

Le grand épiploon n'offre rien de remarquable. L'estomac et les intestins sont distendus par des gaz ; l'estomac contient un liquide jaunâtre ; sa muqueuse est rouge ; les intestins grêles contiennent un liquide de même nature ; leurs membranes muqueuses offrent une teinte rouge ; les gros intestins contiennent une matière crêmeuse ; leurs membranes muqueuses sont d'un rouge brun. Le foie, le pancréas et les reins sont dans l'état naturel ; la vésicule biliaire est remplie d'une bile d'un vert foncé ; la vessie est dans l'état naturel, elle contient de l'urine ; les nerfs de la vie animale et de la vie organique n'offrent rien de remarquable. Le rachis n'a pas été ouvert en son entier ; la moelle épinière ayant été mise à découvert, vers sa ter-

minaison, il s'est écoulé une ou deux cuillerées de sérosité roussâtre.

Réflexions.

Le sujet de cette observation est mort dans la réaction ; des accidens typhoïdes se sont manifestés ; aussi
a-t-on trouvé des lésions différentes de celles observées dans les ouvertures précédentes.

La présence d'un liquide abondant dans les ventricules du cerveau et du cervelet, l'agrandissement
des ouvertures de communication des ventricules,
sont le résultat de la congestion cérébrale survenue
dans la complication typhoïde.

La rougeur de la muqueuse du tube intestinal, la
présence dans ce canal d'une matière jaunâtre, l'u-
rine contenue dans la vessie, annoncent que cette
femme n'est pas morte dans la période algide.

DEUXIÈME AUTOPSIE.

Cadavre d'une fille récemment accouchée, morte dans la réaction, après
trois jours d'invasion.

Le cadavre est celui d'une fille de vingt-trois ans,
récemment accouchée, d'une faible constitution,
morte du choléra dans la période de réaction, après
trois jours d'invasion. Je ne l'ai pas vue pendant sa vie.

La couleur de la peau est naturelle ; les membres sont raides ; les muscles sont durs ; les doigts sont contractés.

Les sinus de la dure-mère sont remplis de sang.

L'arachnoïde est injectée ; les veines et les artères cérébrales sont engorgées ; les ventricules du cerveau et du cervelet contiennent de la sérosité rougeâtre ; leurs substances corticales et médullaires sont piquetées de sang. La langue est dans l'état naturel ; la membrane buccale, celle du pharynx et de l'œsophage offrent une teinte rosée ; l'intérieur du larynx, de la trachée-artère et des bronches est d'une couleur violacée.

Les poumons offrent une couleur violette, ils contiennent du sang noir ; le poumon gauche est hépatisé et contient un peu de pus. Les veines pulmonaires et les ventricules du cœur contiennent du sang noir, poisseux ; les vaisseaux thoraciques sont gorgés d'un sang noir.

Le grand épiploon est injecté ; le mésentère est d'un rouge foncé dans son centre. L'extérieur de l'estomac et des intestins est rougeâtre ; l'estomac est contracté, il contient des matières porracées ; sa membrane muqueuse est rouge dans sa grande courbure, elle offre des duplicatures très-prononcées. Matières jaunâtres contenues dans les intestins grêles ; injection de leurs muqueuses qui présentent des plaques brunes dans plusieurs points de leur étendue ; valvules conniventes très-prononcées du duodénum et du jéjunum, glandes de *Brunner* développées dans le tiers inférieur de l'iléon ; rougeur de la muqueuse des gros intestins qui offrent un grand nombre de duplicatures, effets de leur contraction, et contiennent des matières liquides jaunes. Le foie est dans l'état naturel. La vésicule biliaire est remplie d'une bile noirâtre.

Le pancréas et les uretères ne présentent rien de remarquable. La vessie contient un peu d'urine, sa membrane muqueuse est injectée ; l'aorte abdominale et la veine cave inférieure contiennent du sang noir ; l'utérus est volumineux, suite d'un accouchement récent. Le système nerveux ganglionnaire et les nerfs de la vie animale n'offrent rien de remarquable. Le rachis ne m'a présenté rien à l'ouverture qui fût digne de remarque.

Réflexion.

Si les cadavres des cholériques morts dans la réaction présentent des caractères différens de ceux des cholériques morts dans la période algide, tels que des matières porracées dans l'estomac, des matières jaunes dans les intestins, et de l'urine dans la vessie, ils en offrent aussi qui leur sont communs, tels que l'engorgement des vaisseaux du cerveau, la présence d'un sang noir et poisseux dans les ventricules du cœur et dans les gros vaisseaux, la distension de la vésicule biliaire, observés sur le sujet de cette observation.

———

HÔTEL-DIEU.

Salle Saint-Antoine.

Service de M. GUENAU DE MUSSY, *visite du 21 avril.*

Choléra algide survenu après trois jours de dévoiement, sans cause connue ; réaction après vingt-quatre heures d'invasion. Guérison probable.

Victor Lebas, âgé de vingt-neuf ans, graveur sur indienne, vigoureux, cheveux blonds, avait depuis trois jours du dévoiement sans cause connue, lorsque le matin, 21 avril à trois heures, il a été pris de vomissemens et de crampes.

Examiné le même jour, à sept heures du matin, il m'a présenté l'état suivant :

Prostration, face grippée, facultés intellectuelles intègres, assoupissement, mal de tête, pupilles dilatées, yeux enfoncés, paupières d'une couleur violette foncée, parole enrouée, traînante, sécheresse des na-

rines et poussière attachée aux poils du nez, teinte
plombée et jaunâtre de la face, froid glacial de la
face, de la langue et des lèvres, lèvres violettes, langue
blanche et molle, soif vive, il désire boire chaud, haleine fraîche sans odeur, la respiration est courte.
Le pouls radial et les battemens du cœur sont insensibles; quelques plaques violettes se remarquent sur
les membres supérieurs et inférieurs; les pieds et les
mains sont froids, la peau du reste du corps est fraîche
et moite; il ressent à l'extérieur du corps un sentiment de froid, il éprouve dans tous les muscles des
crampes qui lui font jeter des gémissemens; ardeur à
l'épigastre, muscles du ventre contractés, déjections
alvines floconneuses, semblables à une décoction de
riz; pas d'urines.

Aussitôt son entrée, il a été frictionné, et on lui a
fait prendre de l'ipécacuanha, puis ensuite on lui a
appliqué sur le creux de l'estomac quinze sangsues
qui ont tiré un peu de sang noir et poisseux.

Examiné le même jour à midi, l'abattement est
plus considérable, il ne peut respirer; les membres
sont devenus froids, ils ont pris une couleur violette.

Le soir, bain chaud pendant vingt minutes, qui lui
a procuré du soulagement, synapismes aux cuisses et
aux jambes.

Examiné le 22, à une heure d'après-midi, il est

couché sur le côté gauche, la respiration est plus longue, les crampes sont légères, encore n'existent-elles
que dans les mollets ; le pouls radial se fait sentir, mais
il est petit et lent ; on sent le cœur frémir, la langue
est un peu réchauffée, les lèvres et la face sont froides,
les membres sont couverts de taches bleuâtres, le
ventre offre de l'empâtement, le malade n'urine point.

Réflexions.

La teinte jaunâtre que présente ce cholérique est
assez ordinaire chez les blonds, tandis que la couleur
bleue se remarque plus particulièrement chez les bruns.

Ce malade m'a offert deux symptômes qui se présentent assez rarement chez les cholériques ; ce sont le
désir de boire chaud et la sensation de froid du corps.

La réaction s'est opérée après vingt-quatre heures,
et la guérison est probable.

HÔTEL-DIEU.

Salle Saint-Antoine.

Service de M. GUENAU DE MUSSY, *visite du 21 avril.*

Récrudescence du choléra après huit jours de guérison.

Odier, aide de cuisine, âgé de dix-sept ans, est
sorti de l'Hôtel-Dieu il y a huit jours, après avoir eu
le choléra.

Le 19 avril, sans cause appréciable, il a été pris de vomissemens, de crampes et de dévoiement.

Entré à l'Hôtel-Dieu le 20 avril, au soir, il a pris l'ipécacuanha qui a provoqué plusieurs vomissemens.

Le 21, au matin, comme il éprouvait de la douleur à l'épigastre, on lui a appliqué des sangsues sur cette région, qui lui ont procuré du soulagement.

Examiné le 21, à sept heures et demie du matin, il m'a offert l'état suivant :

Face grippée, pâle et froide, yeux enfoncés, cercles bleuâtres des paupières, langue et lèvres pâles et froides, voix faible, oppression, pouls radial et battemens du cœur faibles, douleur à l'épigastre, point de crampes, point d'urine, déjections alvines blanchâtres, point de vomissemens, extrémités fraîches, sans changement de couleur à la peau.

Examiné le 22, à une heure d'après-midi, les traits sont moins altérés; la douleur épigastrique est faible, les extrémités sont chaudes; le pouls et les battemens du cœur sont plus sensibles, il rend un peu d'urine, il éprouve une amélioration prononcée.

Réflexion.

J'ai recueilli cette observation comme un exemple de récrudescence du choléra.

La réaction, chez ce malade, s'est opérée après vingt-quatre heures d'invasion, et sa guérison est presque certaine.

HÔTEL-DIEU.

Salle Saint-Charles.

Service de M. HUSSON, *visite du 21 avril.*

Choléra algide chez une fille enceinte de cinq mois, survenu dans la nuit, après vingt-quatre heures de dévoiement, sans cause connue.

Henriette, âgée de vingt-six ans, fille, d'une constitution grêle, enceinte de cinq mois, bordeuse de souliers, arrive à l'Hôtel-Dieu le 21 avril, à sept heures du matin; on l'enlève en ma présence de dessus son brancard, on la porte dans un lit bien chaud, on la déshabille, et on l'enveloppe de couvertures chaudes.

Cette fille dit avoir éprouvé, le 19 avril, du dévoiement sans cause connue, et avoir été prise le 20, à trois heures du matin, de vomissemens et de crampes.

Elle accuse une faiblesse générale, elle dit qu'elle

va mourir, qu'elle éprouve à l'extérieur un sentiment de froid; elle est dans une agitation extrême, elle se plaint de maux de tête, de surdité; ses yeux sont enfoncés, secs, les pupilles sont dilatées, les paupières offrent un cercle brunâtre, la face est amaigrie, plombée et froide, les lèvres et la langue sont violettes et froides, la langue est blanche, large et froide, sa voix est éteinte, l'haleine est froide, la respiration est courte, elle ouvre la bouche pour respirer, elle éprouve un sentiment de pesanteur sur la poitrine et une légère douleur à l'épigastre, elle ressent des crampes dans tous les muscles, et principalement dans les muscles lombaires; la peau présente une teinte violette dans toutes ses parties, excepté dans la région du cœur, les ongles sont d'un bleu foncé, les doigts et les orteils offrent des plis semblables à ceux d'une blanchisseuse qui vient de savonner.

Toutes les parties du corps, la région du cœur exceptée, sont froides; le pouls radial est nul, les battemens du cœur sont peu sensibles, son ventre annonce une grossesse de cinq à six mois.

Elle s'agite et se découvre continuellement, elle demande du soulagement, elle éprouve des envies fréquentes de vomir, elle demande souvent à boire des boissons chaudes.

Prescription : on la frictionne avec des flanelles imbibées de laudanum ; on lui donne de l'eau de riz, une infusion de fleurs de sureau, et des lavemens émolliens.

A dix heures du matin, la peau est moins froide, les battemens du cœur sont plus sensibles, sa langue est un peu moins froide, elle est un peu sèche, elle se plaint de douleur à l'épigastre.

Examinée le 22, à deux heures après midi, je la trouve dans l'état suivant :

Somnolence, conjonctives injectées dans leurs parties inférieures ; l'haleine exhale une odeur fétide ; la langue et les lèvres sont moins violettes ; la teinte violacée de tout le corps est moins prononcée ; le froid est moins considérable que la veille ; le pouls et les battemens du cœur se sont relevés ; elle éprouve à la gorge, à l'épigastre et dans le ventre, un sentiment de brûlure ; elle désire des boissons froides, elle demande de la glace ; elle ne ressent plus de crampes ; elle se jette tantôt d'un côté, tantôt de l'autre ; elle ne sent plus remuer son enfant, elle n'a pas uriné depuis l'invasion de la maladie ; elle vient de rendre une selle jaunâtre dans laquelle nagent des flocons blancs, cette selle exhale une odeur fétide.

Réflexions.

Cette fille, à son arrivée à l'hospice, a éprouvé à l'extérieur un sentiment de froid qui n'est pas ordi-

naire aux cholériques ; ces malades se plaignent ordinairement d'une grande chaleur, et ils se découvrent
sans cesse. Le jour de son entrée, elle désirait boire
chaud ; le lendemain , elle demandait de la glace.
Peu d'heures après l'invasion de la maladie, cette fille
a cessé de sentir les mouvemens de son enfant.

Il est probable qu'elle fera une fausse couche si
elle ne meurt pas auparavant, car il est d'observation
que l'avortement a lieu chez la plupart des femmes
enceintes qui sont prises du choléra. Quoique la réaction paraisse s'être opérée chez cette malade, je doute
de la guérison, vu son agitation extraordinaire.

<hr>

HÔTEL-DIEU.

Salle Saint-Charles.

Service de M. HUSSON, *visite du 22 avril.*

Choléra algide survenu chez une femme de soixante-quatorze ans,
affectée de temps en temps de devoiement.

Madame Paraquet, âgée de soixante-quatorze ans,
éprouvait du dévoiement de temps en temps ; ce dévoiement s'est renouvelé depuis trois jours, sans
cause connue.

Le 21 avril, à midi, des vomissemens et des crampes se sont manifestés, et cette femme s'est rendue ce même jour à l'hôpital, vers neuf heures du soir.

Examinée le 22 avril, à sept heures du matin, elle m'a présenté l'état suivant :

Prostration générale, somnolence, yeux secs et enfoncés, couleur bleue foncée des paupières, face bleuâtre et froide, lèvres violettes et froides, langue sèche, chaude, voix éteinte, soif vive, désir de boissons froides, couleur violette du cou, oppression, haleine chaude, membres supérieurs et inférieurs violets et froids ; les battemens du cœur et les pulsations de l'artère radiale sont insensibles ; les doigts et les orteils n'offrent point de plis. Les crampes qu'elle éprouve dans les muscles, les membres et le dos, lui arrachent des cris ; le ventre est empâté, rétracté et mat au toucher ; pas d'urine depuis l'invasion de la maladie.

Réflexion.

Chez les cholériques, dans la période algide, la langue est ordinairement blanche et froide, tandis que, chez cette femme, elle est sèche et chaude. L'âge avancé de cette femme fait craindre une terminaison funeste.

Traitement de M. Husson.

M. Husson emploie souvent, chez les cholériques, la saignée par la lancette et les sangsues, les fomentations sur le ventre, les boissons glacées. Il combat les crampes par des frictions faites avec de la flanelle imbibée de laudanum ; il change la nature des évacuations par l'emploi de l'ipécacuanha administré à plusieurs reprises, à la dose de dix-huit grains.

HÔTEL-DIEU.

Salle Saint-Antoine.

Service de M. GUENAU DE MUSSY, *visite du 22 avril.*

Choléra algide survenu après un excès en bière et sans symptômes précurseurs.

Robert, âgé de trente ans, rentier, a fait un excès en bière, le 20 avril. Le 21, à quatre heures du matin, il a été pris de dévoiement ; les matières étaient blanches ; il n'a point eu de vomissemens, mais il a éprouvé des crampes dans les membres ; il est entré le 21 avril à l'Hôtel-Dieu, vers sept heures du soir.

Examiné le 22, à midi, il m'a présenté l'état suivant :

Prostration générale, point de sommeil, facultés intellectuelles intègres ; il ne se plaint ni de faiblesse ni de chaleur à l'intérieur, ni de froid à l'extérieur, point de maux de tête, yeux enfoncés, cercles brunâtres des paupières, teinte bleue de toutes les parties du corps, même de la poitrine, narines sèches, poussière attachée à leurs poils ; la face est froide ; les lèvres et la langue sont violettes et glacées ; soif, désir de boissons froides ; l'haleine est froide ; il ne se plaint pas d'avoir la respiration courte ; les extrémités sont froides ; les ongles sont d'un bleu foncé ; le pouls et les battemens du cœur ne se font pas sentir ; les doigts et les orteils sont plissés ; les plis sont longitudinaux et transversaux ; il n'urine point.

Il se plaint d'éprouver des crampes, principalement dans les membres inférieurs ; les muscles sont raides, il vomit en ma présence de la tisane dans laquelle se trouvent quelques flocons blanchâtres.

A son entrée, il a été frictionné et on lui a administré l'ipécacuanha ; ce matin, on lui a appliqué des sangsues sur le creux de l'estomac, et on a laissé saigner les piqûres dans un bain, ce qui, dit-il, l'a soulagé.

Réflexion.

J'ai vu ce malade après trente-deux heures d'invasion, la cyanose était presque générale, l'oppression était légère.

J'ignore quelle sera l'issue de cette maladie.

——

HÔTEL-DIEU.

Salle Saint-Antoine, n° 15.

Service de M. GUENAU DE MUSSY, *visite du 22 avril, à une heure.*

Choléra algide survenu quatre heures après que le dévoiement s'était manifesté.

Gueritte, tourneur en cuivre, âgé de trente-deux ans, vigoureux, a été pris le 22 avril, à quatre heures du matin, d'une diarrhée accompagnée de coliques ; à huit heures, il a éprouvé des crampes dans les membres, des vomissemens se sont déclarés. Il est entré à l'Hôtel-Dieu à midi.

Vu à une heure, il m'a présenté les symptômes suivans :

Il éprouve une faiblesse générale ; il n'a point mal à la tête ; ses yeux sont enfoncés ; ses paupières présentent une couleur noire ; la face est livide et froide ; les narines sont sèches et leurs poils sont couverts de poussière ; la langue et les lèvres sont froides; la langue est large et pâle; soif, désir de boire froid ; la voix est rauque; le pouls radial et les battemens du cœur sont insensibles; le ventre n'est point douloureux; il est rétracté, mat au toucher; les membres supérieurs et inférieurs sont froids, ils n'ont point la couleur violette ordinaire aux cholériques ; ni les doigts ni les orteils ne sont plissés; point d'urines, déjections alvines blanchâtres, puriformes.

Réflexion.

J'ai vu ce malade cinq heures après l'invasion de sa maladie : la cyanose était encore peu prononcée , mais je ne sais quel a pu être le degré de gravité qu'a pris la maladie; je cite ce cas comme exemple de choléra commençant.

HÔTEL-DIEU.

Salle Saint-Antoine, n° 44.

Service de M. GUENAU DE MUSSY, *visite du 22 avril.*

Choléra algide survenu après huit jours de dévoiement, attribué à un excès de vin.

Mar , âgé de soixante-cinq ans, d'une bonne constitution, marchand de volailles, était affecté depuis huit jours de dévoiement survenu après un excès de vin, lorsque, le 21 avril, à sept heures du soir, il a été pris de vomissemens et de crampes.

Entré le 22, à 7 heures du matin, et vu à une heure, il m'a présenté l'état suivant :

Prostation générale, coucher sur le dos, la poitrine élevée, la tête penchée en arrière, somnolence, yeux peu enfoncés, paupières d'une couleur brune; la lumière le gêne et lui fait fermer les yeux; les conjonctives sont rougeâtres; il se plaint d'éprouver au pharynx, à l'épigastre et dans le ventre un sentiment de brûlure; il a soif et appète les boissons chaudes; narines sèches, poussière adhérente à leurs poils, teinte violette de la face, froid de cette partie, teinte violette des lèvres qui sont froides, langue blanche, humide et froide, voix éteinte; il ouvre la bouche pour respirer; il est oppressé; il éprouve à l'épigastre une pression semblable, dit-il, à celle que lui causerait un poids de vingt-cinq livres; crampes des bras et des jambes qui déterminent des selles, froid des membres, teinte bleue des mains, des ongles, des pieds et des jambes, plis des doigts et des orteils, pouls radial et battemens du cœur peu sensibles; son ventre est contracté, empâté et mat au toucher; il n'urine point; il s'agite continuellement.

Il a été frictionné à son arrivée; on lui a donné l'ipécacuanha , on lui a mis des sangsues sur le creux de l'estomac , on a laissé saigner les piqûres pendant trois quarts d'heure dans le bain , et on lui a donné à boire de la tisane de chiendent.

Réflexions.

Le sujet de cette observation désire, contre l'usage des cholériques , prendre les boissons chaudes.

Les poils de son nez, comme chez la plupart des malade atteints du choléra algide , sont couverts de poussière , symptôme que , comme je l'ai déjà dit , je n'ai pas observé dans l'arrondissement de Bernay depuis que le choléra y existe.

La vieillesse de Mar , et l'agitation continuelle qu'il éprouve , font redouter sa mort.

Entretiens avec M. GUENAU DE MUSSY.

M. Guenau de Mussy conseille de donner l'ipécacuanha dans le début du choléra pour favoriser la réaction ; puis les frictions avec l'acétate d'ammoniaque, les bains, une potion dans laquelle entre le sulfate de soude ; puis d'appliquer des sangsues sur l'épigastre au moment de la réaction.

Dans la visite du 21 avril , M. Guenau de Mussy

dit avoir guéri environ vingt malades sur cent, c'est-à-dire, un cinquième.

Il dit donner avec avantage la poudre de charbon de demi-heure en demi-heure, à la dose de un demi-gros, pour arrêter le vomissement et la diarrhée.

Il distingue le choléra sthénique et le choléra asthénique.

A l'occasion d'un cholérique chez lequel se présentent des furoncles, il observe que cette éruption se développe souvent à la suite du choléra.

Opinion de M. Guenau de Mussy, sur le siége du choléra.

Le sang se porte de la périphérie du corps sur la membrane intestinale, et y produit une grande sécrétion de sérosité. Le sang, ainsi privé de sérum, ne fournit plus de bile, ni d'urine, ni de salive, ni même de larmes, et comme il a pris une consistance plus grande, il n'obéit plus à l'action du cœur, il ne circule plus, la circulation est suspendue et la mort est imminente.

HÔPITAL DE LA CHARITÉ.

Service de M. LHERMINIER, *visite du 22 avril.*

Choléra algide survenu chez un vieillard de soixante-huit ans, après quelques jours de dévoiement.

Durez, âgé de soixante-huit ans, sans profession, éprouvait depuis plusieurs jours du dévoiement, lorsque, le 20 avril, à deux heures d'après midi, il fut pris de crampes et de vomissemens ; il entra le même jour, à six heures du soir, à l'hôpital de la Charité.

Examiné le 21, à sept heures du matin, il m'a présenté les symptômes suivans : Coucher sur le dos, facultés intellectuelles intègres, bourdonnemens d'oreilles, yeux enfoncés, secs, cercles brunâtres des paupières, narines sèches sans poussière adhérente aux poils du nez, face plombée et froide, langue et lèvres rosées et froides, hoquets fréquens, voix éteinte, soif vive, il désire boire chaud, haleine froide et exhalant une odeur fétide, gêne de la respiration; il ouvre la bouche pour respirer, douleurs au-dessous des côtes, ventre dans l'état naturel, membres supérieurs froids, d'une couleur violette, ongles bleuâtres, frémissemens du pouls radial, battemens obscurs du cœur, point d'urines depuis son entrée, déjections alvines blanchâtres, liquides, crampes et froid des membres inférieurs, couleur violette des ongles, des orteils et des pieds, plaques violettes des cuisses et des jambes ; plis des doigts et des orteils, agitation continuelle; il se roule tantôt d'un côté, tantôt de l'autre.

Prescription : limonade, vin de Malaga, frictions ammoniacales, synapismes aux extrémités.

Réflexions.

M. Lherminier pense que cet homme mourra, vu son âge avancé.

Il fait la même observation à l'égard de deux autres cholériques, l'un de l'âge de soixante-dix-huit ans, et l'autre de soixante-seize, ajoutant que la plupart des vieillards succombent à cette maladie.

Il nous fait observer, à l'égard d'une cholérique qui présente une rougeole, que le choléra se termine souvent par une éruption.

Il nous fait remarquer une laitière de quarante-ciuq ans, qui, après trois jours de l'invasion du choléra, est prise du délire; il lui prescrit des bains tièdes et des affusions froides sur la tête.

Quand l'épigastre est douloureux, ce professeur prescrit souvent l'application d'un emplâtre de thériaque

4

sur cette partie; il prescrit à presque tous les malades
la potion suivante :

> Eau distillée de tilleul. . .⎞
>
>   de mélisse. . ·⎰ de chaque, 2 onc.
>
> Sirop d'œillet. . . . . 1 once.
>
> Laudanum de Sydenham. . . 1⁄2 gros.
>
> Ether. . . . . 1 scrupule.

M. Lherminier emploie souvent les anti-phlogisti-
ques et les excitans tout à la fois.

Je l'ai vu prescrire à un malade , atteint du choléra
algide, du vin de Malaga à l'intérieur , huit sangsues
sur l'épigastre, des lavemens, et des vésicatoires am-
moniacaux aux mollets.

AMPHITHÉÂTRE DE LA CHARITÉ.

Autopsies faites le 22 avril , en présence de M. RAYER, *médecin.*

PREMIÈRE AUTOPSIE, six heures après la mort.

Autopsie d'une femme atteinte du choléra-algide , morte après trois jours
d'invasion dans la période de réaction.

Le cadavre est celui d'une femme atteinte du choléra le 19 avril, à midi; entrée à l'hôpital le même
jour à une heure , avec des vomissemens et des dé-

jections alvines, et morte le 22. Je ne l'ai pas vue pendant la vie.

Les yeux sont ouverts ; la sclérotique de chaque œil offre au-dessous de chaque cornée une tache brune transversale ; la bouche est fermée ; paupières brunâtres ; teinte violette de la face, du cou et des membres ; peu de raideur de ces derniers ; légère contraction des doigts ; les membranes du cerveau et du cervelet ne présentent rien de remarquable, les substances corticales et médullaires de ces viscères sont piquetées de sang, leurs ventricules sont remplis de sérorité, la langue, l'intérieur de la bouche, le pharynx et l'œsophage sont dans l'état naturel ; le larynx, la trachée-artère et les bronches ne présentent rien de remarquable, les poumons sont dans l'état naturel, les ventricules du cœur contiennent du sang noir, poisseux, ainsi que les vaisseaux thoraciques, l'estomac est contracté, sa membrane muqueuse offre des duplicatures et présente des plaques rouges dans sa grande courbure ; il contient des matières brunâtres dans lesquelles nagent des matières blanchâtres, floconneuses. Les intestins grêles sont rétrécis et contiennent des matières bilieuses, jaunâtres ; leur intérieur offre une teinte rouge et des duplicatures trèsprononcées de la membrane muqueuse, des glandes de *Brunner* et des plaques de *Peyer* s'observent en

grande quantité dans le jéjunum et l'iléon ; on remarque vers la fin de cet intestin des cicatrices d'ulcé-
rations ; les gros intestins sont rétractés, ils sont
vides, ils présentent çà et là quelques plaques rougeâtres et des duplicatures très-prononcées ; foie dans
l'état naturel, vésicule biliaire, contenant un calcul
et de la bile d'un vert peu foncé, rate sèche et fron-
cée, reins et uretères dans l'état naturel ; la vessie est
contractée et ne contient pas d'urine, la moelle épinière est injectée, une grande quantité de fluide se
trouve entre elle et ses membranes.

Réflexions.

La tache brunâtre observée au-dessous de la cornée
de chaque œil n'est pas due à la présence d'une ecchymose, mais au dessèchement et à la transparence
de la sclérotique qui laisse apercevoir la choroïde.

Les ventricules du cœur contiennent du sang poisseux, et la vessie est contractée et dépourvue d'urine;
le jéjunum et l'iléon présentent beaucoup de glandes
de *Brunner* et de plaques de *Peyer*, caractères que
l'on trouve sur les cadavres des cholériques morts
dans la période algide.

La membrane muqueuse de l'estomac et celle des
intestins sont plus rouges que dans la période algide,

et les matières contenues dans le tube intestinal sont
brunes et jaunes , tandis que , dans la période algide ,
elles sont ordinairement blanches.

DEUXIÈME AUTOPSIE.

Pneumonie survenue chez un homme convalescent du choléra.

Le cadavre est celui d'un homme mort d'une pneumonie survenue à la suite du choléra , dont il était
convalescent et dont l'invasion remontait à quinze
jours ; je ne l'ai pas vu pendant la vie.

L'extérieur du corps est dans l'état naturel; les
membranes du cerveau et le cerveau lui-même ne pré_
sentent rien de remarquable ; toutefois , je dois observer que j'ai trouvé dans les ventricules latéraux des
hydatides attachées aux plexus choroïdes. Le cervelet
n'offre rien qui soit digne de remarque ; la bouche ,
le pharynx, l'œsophage, le larynx, la trachée-artère
et les bronches , sont dans l'état naturel , le poumon
droit est hépatisé , le gauche est œdémateux , le cœur
et les gros vaisseaux sont dans l'état naturel , l'estomac ne présente rien de remarquable , le tube intestinal est vide , il présente çà et là quelques plaques
rouges , le foie est jaune , la vésicule biliaire contient
peu de bile , les bassinets du rein contiennent une

matière jaunâtre, la vessie est remplie d'urine, la rate est petite, la moelle épinière et ses membranes sont dans l'état naturel.

M. Rayer, médecin de la Charité, fait observer à l'occasion de ce cadavre, que les individus attaqués du choléra sont souvent affectés de maladies secondaires, telles que pneumonie, rougeole, érysipèle, gastrite, furoncles et gangrène des extrémités.

HÔPITAL DE LA PITIÉ.

Service de M. BOUILLAUD, *visite du* 23 *avril.*

Les salles de ce professeur n'offrent en ce moment que des convalescens.

Au début du choléra, ce professeur fait pratiquer une saignée.

Dans la période algide, il fait imbiber une bande de flanelle de parties égales d'ammoniaque liquide et de térébenthine, il la fait poser sur la colonne vertébrale, il y fait passer, à diverses reprises, un fer chaud, et quand la réaction a lieu, il fait appliquer des sangsues sur le ventre.

Il donne à l'intérieur de la limonade, de la glace, et fait observer une diète sévère.

M. Bouillaud croit que le choléra exercera des ravages en province pendant l'automne.

Bureau de secours de la Sorbonne.

Le personnel de ce bureau se compose :

1° De six administrateurs chargés de la surveillance,
et qui se succèdent de six heures en six heures ;

2° De dix médecins qui se relèvent de deux heures
en deux heures dans le jour ; dans la nuit deux médecins font le service de dix heures à six heures ;

3° De quatre pharmaciens qui se relèvent de quatre heures en quatre heures ;

4° De vingt-quatre élèves qui font le service à
quatre, et se relèvent de quatre heures en quatre
heures ;

5° De six infirmiers.

Ce bureau contient quatre lits, deux brancards et
une pharmacie.

Dans les premiers jours de l'épidémie, l'on portait
des médicamens à domicile et l'on se servait pour cet
effet d'un panier à anse présentant six ouvertures.

Les médicamens que l'on portait consistaient en
chlore liquide, vin, laudanum, éther, eau-de-vie
camphrée, essence de térébenthine, farine de lin et
farine de moutarde, ammoniaque, deux brosses, fla-

nelle, menthe, camomille, potion calmante avec ou sans éther, un liniment hongrois.

Formule du liniment hongrois.

Eau-de-vie à 22 degrés. . . . 1 chopine.

Vinaigre. . . . . 1 *idem.*

Camphre. . . . . 2 gros.

Poivre. . . . . 1 *idem.*

Ail pilé . . . . 1 gousse.

Faire macérer pendant trois jours, puis filtrer.

MM. les médecins qui étaient de service nous ont rapporté qu'ils faisaient chauffer l'eau-de-vie camphrée pour faire des frictions, et qu'ils employaient avec avantage les flanelles chaudes exposées à la vapeur du sucre, à l'extérieur, et les boissons froides à l'intérieur.

Brancard.

Le brancard est garni d'un matelas, d'une toile cirée, d'une couverture de laine et d'une couverture de coutil carrée, fendue par les quatre coins, garnie de cordons, qui recouvre les chevet et dossier en forme de dais.

HÔPITAL DES ENFANS.

Visite du 25 avril.

Le choléra attaque les enfans de tout âge et de tout sexe; j'ai vu un enfant de dix-huit mois en être affecté.

Les enfans cholériques présentent absolument les mêmes symptômes que les adultes; seulement les crampes chez les enfans paraissent manquer.

Les traitemens varient selon les médecins et les périodes de la maladie.

Dans la période algide, M. Baudelocque conseille le sulfate de soude et l'ipécacuanha, pour produire la réaction; puis, la réaction opérée, il emploie la saignée et les applications de sangsues.

M. Jadelot, dans la période algide, emploie la glace à l'intérieur, et des frictions avec de la glace; quelquefois pour faire cesser les vomissemens, il conseille de l'eau salée, un emplâtre de thériaque sur le creux de l'estomac.

Le sulfate de soude se donne par cuillerées toutes les cinq minutes, à la dose de une once et demie pour les jeunes enfans de cinq ans, dans deux verrées d'eau; ce médicamment précipite d'abord les évacuations, puis elles cessent ensuite.

Quand il se manifeste des congestions vers le cerveau, on prescrit ou un vésicatoire à la nuque, ou des vésicatoires camphrés aux jambes, ou un vésicatoire fait avec de l'huile et de l'ammoniaque, étendu depuis la nuque jusqu'au milieu du dos; on camphre les vésicatoires des jambes à cause de la suppression d'urines qu'on remarque chez les cholériques.

ACADÉMIE ROYALE DE MÉDECINE.

Séance du 24 avril.

M. Rochoux annonce que, sur les sujets morts du choléra, on observe ce qui suit :

Le sang est altéré, il est noir comme du vernis; la bile est noire, sirupeuse; les membranes séreuses sont poisseuses; les poumons contiennent peu de sang, ils sont ramollis comme une peau de chamois; les conjonctives sont sèches; le foie est flétri; la rate est petite et sèche; l'appareil cérébro-spinal est injecté.

Il dit qu'on observe dans le tube intestinal des cholériques, la teinte *hortensia*.

Il ajoute que, relativement à la nature de la maladie, il y a toujours altération du sang, et que cette altération précède les symptômes.

M. Hyppolite Cloquet dit qu'il n'y a pas d'inflammation du tube intestinal chez les cholériques.

M. Bouillaud ajoute qu'il y a toujours lésion du tube intestinal.

M. Guenau de Mussy dit qu'il a toujours trouvé des lésions dans le tube intestinal ; mais constamment les glandes de Brunner et de Peyer développées.

M. Rochoux dit que le vrai choléra n'offre aucune ressource (1); il observe que, dans le début de l'épidémie, M. Husson perdait quatre-vingt-quinze malades sur cent, malgré la variété des traitemens qu'il a employés.

M. Londe dit que, chez les cholériques, il y a toujours inflammation du tube intestinal , et qu'avec la glace, la saignée et les vésicatoires aux jambes, on guérit beaucoup de malades.

M. Castel dit qu'avec la médecine expectante , il a guéri des malades atteints du choléra d'une manière fort intense, et il lit une observation à l'appui de ce qu'il avance.

Il ajoute que l'opium et les saignées sont contraires.

M. Delens prétend que l'opium est souvent avan-

(1) Le vrai choléra , quand il est traité à temps et d'une manière convenable , est susceptible de guérison.

tageux; il se récrie, ainsi que MM. Londe et Bouillaud, contre la médecine expectante.

M. Londe annonce que les poules sont atteintes du
choléra à *Alfort*, et ajoute qu'elles périssent dans
l'espace de quelques heures; que leur peau devient
noire, et que leur tube intestinal est enflammé.

Le ministère réclamant une nouvelle instruction relative au choléra, MM. Andral, Biet, Bouillaud, Guenau de Mussy, Husson sont choisis.

HÔPITAL DU VÁL-DE-GRACE.

Service de M. BROUSSAIS, *visite du* 24 *avril.*

Choléra algide survenu chez un soldat, après quatre jours de
dévoiement.

Doré, âgé de vingt-deux ans, soldat au 38ᵉ de
ligne, avait le dévoiement depuis quatre jours; lorsque, dans la nuit du 22 au 23, il a été pris de vomissemens et de crampes dans les membres.

Entré à l'hôpital le 23 vers midi, on l'a saigné, et
on lui a appliqué dix sangsues sur le creux de l'estomac.

Examiné le 24, à 7 heures du matin, il m'a présenté les symptômes suivans :

Faiblesse générale, coucher sur le dos, front chaud, yeux peu enfoncés, cercles bleuâtres des paupières, face froide et violette, narines sèches, point de poussière aux poils du nez, langue et lèvres pâles et froides, haleine froide, voix rauque, soif, respiration gênée, sentiment de chaleur à la gorge et à l'épigastre, battemens du cœur faibles, pouls à peine sensible, coliques, son mat du ventre qui est rétracté et empâté, déjections alvines blanchâtres, semblables à une décoction de riz, point d'urines; membres supérieurs et inférieurs bleuâtres et froids, sans qu'il en ait le sentiment; point de plis aux doigts ni aux orteils; crampes dans les membres inférieurs.

Prescription : glace par petits morceaux, point de boissons, diète, vingt sangsues sur l'épigastre, et quinze à l'anus.

Examiné le 25, il m'a présenté l'état suivant :

La figure est moins froide; la langue, de blanche qu'elle était, est devenue rouge et chaude; l'haleine est chaude; le pouls est plus développé, les membres sont moins froids et moins bleus, il a uriné dans la nuit du 24 au 25; la cyanose a diminué, déjections alvines blanchâtres; point de vomissemens. *Prescriptions* : application de vingt-cinq sangsues, quinze au-dessus du pubis, et dix à l'anus, glace, tisane de gomme, diète.

Nota. Cette observation m'a dessillé les yeux; je m'en suis rappelé, ainsi que des excellentes observations faites en ma présence par M. Broussais; quand le choléra a frappé notre arrondissement, j'ai usé des conseils de ce savant professeur, j'en ai fait part à mes confrères, et j'ai obtenu et fait obtenir de nombreux succès.

M. Broussais fait observer à l'occasion de ce jeune homme que, sans le traitement actif auquel il a été soumis, la cyanose serait très-prononcée; il ajoute que, sous l'influence de la glace, la réaction s'est opérée; que la langue de ce malade, de blanche et froide qu'elle était, est devenue rouge et chaude.

La glace, chez les cholériques, est le moyen par excellence, s'écrie M. Broussais! après la glace, les boissons froides par petites gorgées sont les meilleurs succédanés.

La glace, dit-il, doit être employée seule dans la période algide comme sédatif, et l'on doit en supprimer l'emploi dès que la chaleur est rétablie.

Ce professeur nous observe que, dès les premiers jours, la diète, la glace et la saignée chez les cholériques, arrêtent le vomissement et la diarrhée, tandis que ces accidens résistent à l'emploi du ratanhia du discordium, etc.

M. Broussais nous dit, en nous montrant un cholérique dont la cyanose avait duré plusieurs jours, que la couleur noire peut persister pendant quatre ou cinq jours, et être suivie de la guérison.

Il nous fait remarquer un convalescent à la suite du choléra, chez lequel est survenu un érysipèle après une application de sangsues; il nous dit que la fièvre et la convalescence prédisposent au choléra, mais, que peu de ses convalescens se sont trouvés atteints par l'épidémie, vu le régime sévère qu'il leur a fait observer.

Il remarque que le temps brumeux et froid entretient cette maladie, et que la chaleur contribue à la dissiper; à l'appui de cette dernière assertion, il fait observer que, pendant les trois jours doux qui ont eu lieu récemment, le nombre des cholériques a diminué, tandis qu'il a augmenté dès que le froid a reparu.

Ce professeur nous observe qu'il existe quelque chose de particulier dans les maisons affectées, qui prédispose au choléra.

Il ajoute qu'il serait disposé à admettre l'infection et non la contagion; que cependant il pourrait citer quarante cas qui porteraient à croire à la contagion.

Il nous annonce que les poules sont également susceptibles d'être affectées de choléra, et que cinq ont succombé chez lui à cette maladie.

HÔPITAL DU VAL-DE-GRACE.

Service de M. BROUSSAIS, *visite du 25 avril.*

Choléra algide survenu chez un infirmier, après plusieurs jours de dévoiement.

Morise, infirmier, âgé de quarante-quatre ans, éprouvait depuis plusieurs jours du dévoiement, lorsque, le 23 avril, il fut pris de crampes et de vomissemens ; s'étant couché immédiatement, on lui appliqua quinze sangsues sur le creux de l'estomac et quinze à l'anus ; on lui fit prendre de la glace par morceaux , on le mit à la diète, et l'on ne lui donna aucune espèce de boissons ; les vomissemens et les crampes cessèrent sous l'influence de ce traitement, mais le dévoiement continua.

Examiné le 24, il m'a présenté les symptômes suivans :

Coucher sur le dos, yeux enfoncés, face livide et froide, voix rauque, langue blanche et fraîche, pouls faible et fréquent, ventre dur et mat, point d'urines, déjections alvines blanchâtres, plus de crampes ni de vomissemens, membres supérieurs et inférieurs frais.

Prescription : glace par petits morceaux, point de boissons, diète.

Examiné le 25, la langue est rouge, le pouls se re-
lève, l'épigastre est douloureux, le dévoiement con-
tinue.

Prescription : infusion de graines de lin émulsion-
née, à la glace, quinze sangsues sur l'épigastre et
quinze à l'anus, lavemens frais non laudanisés, plus
de glace par morceaux.

M. Broussais fait observer, à l'occasion de ce malade, qu'il fait cesser la glace en substance quand les
vomissemens cessent, et qu'il permet l'usage de boissons froides.

Quand le dévoiement persiste, il proscrit le ratanhia et le laudanum; il dit que ces substances arrêtent réellement le dévoiement, mais qu'elles font re-
monter les matières qui déterminent des congestions
cérébrales, puis le typhus; néanmoins, quand le
dévoiement cesse et que le ventre est douloureux, il
prescrit des lavemens laudanisés avec dix gouttes de
laudanum seulement, et des cataplasmes laudanisés
sur le ventre.

A l'égard d'un cholérique débile, M. Broussais
observe que, quand il y a un relâchement considérable
dans l'économie, on doit tirer peu de sang; que,
toutefois, les moyens héroïques pour combattre le
choléra, sont la saignée et la glace, et l'un ou l'autre
à défaut de l'un.

Il dit que la couleur noire des cholériques est inexplicable et paraît dépendre d'un poison miasmatique.

Il nous fait remarquer, à l'égard d'un cholérique qui éprouve de la faiblesse dans les membres, que les cholériques ressentent d'abord de l'engourdissement dans les membres, puis des crampes, puis de la faiblesse, puis quelquefois la perte du mouvement ; il ajoute que les malades éprouvent une grande faiblesse dans la convalescence.

Il fait remarquer que toutes les personnes qui ont eu le choléra éprouvent à la gorge un sentiment d'âcreté qui les empêche d'expectorer.

Il nous fait observer que la mort de M. Dance, médecin, est le résultat de la frayeur et du peu de confiance en la médecine anti-phlogistique dans le choléra.

Il nous fait observer que M. Londe, médecin au Grenier-d'Abondance, obtient moitié plus de succès que ses confrères, par la méthode anti-phlogistique.

M. Broussais avoue que, dans les premiers jours de l'invasion du choléra dans Paris, il donnait des boissons chaudes, telles que une infusion de fleurs de mauves, mais qu'il n'allait pas jusqu'à une infusion de camomille.

Il tonne contre les médecins qui donnent des excitans ; il dit d'eux qu'ils se refusent à l'évidence ; qu'ils

ne veulent pas voir l'inflammation du tube intestinal,
et qu'ils font *feu sur la phlogose.*

————

AMPHITHÉATRE DU VAL-DE-GRACE.

Autopsies faites le 25 avril, en présence de M. BROUSSAIS.

Autopsie du cadavre d'un cholérique mort avec une complication de
typhus ; douze jours après l'invasion du choléra.

Le cadavre est celui d'un homme vigoureux, de
l'âge de trente ans, entré à l'hôpital le 10 avril, comme
atteint du choléra, et mort le 22, avec une complication de symptômes typhoïdes.

Il avait, avant la mort, du délire, et il était dans
une agitation continuelle ; je ne l'ai pas vu pendant
la vie.

Le cerveau et les membranes ne présentent rien de
remarquable ; les ventricules du cerveau et du cervelet contiennent une grande quantité de sérosité rougeâtre (M. Broussais fait observer qu'on ne trouve
jamais plus d'une once de sérosité dans les ventricules
du cerveau chez les cholériques avec ou sans complication de typhus). Le pharynx, l'œsophage, le larynx

la trachée-artère et les bronches ne présentent rien
de remarquable.

Les ventricules du cœur sont vides ; le sang contenu
dans les vaisseaux thoraciques n'est pas très-noir.
(Chez les cholériques qui meurent pendant la cyanose,
le sang, remarque M. Broussais, est noir, en partie
liquide et en partie coagulé, comme de la gelée de
groseilles mal cuite.) Les poumons contiennent un
peu de sang ; l'estomac est contracté, sa membrane
muqueuse est rouge ; l'extérieur des intestins grêles
est injecté, leurs membranes muqueuses sont rouges,
ils contiennent des matières bilieuses ; les gros intestins contiennent des matières fécales, leurs membranes
muqueuses sont rouges ; le foie est dans l'état naturel,
la vésicule biliaire est pleine et contient de la bile
noire comme du goudron ; les reins et les uretères sont
dans l'état naturel, la vessie est remplie d'urine et
s'étend jusqu'à l'ombilic, sa membrane muqueuse est
saine. Les nerfs de la vie animale et de la vie organique sont sains ; les membranes de la moelle épinière
et la moelle épinière elle-même sont dans l'état naturel ; peu de sérosité entre la moelle et ses membranes.

M. Broussais fait observer, à l'occasion de ce cadavre, que l'agitation continuelle qu'offrent les malades est un symptôme mortel.

Il fait remarquer que, quand les malades meurent

dans la période algide, au moment des évacuations et peu de temps après l'invasion du choléra, les intestins sont décolorés ; mais qu'ils présentent constamment une teinte *hortensia,* signe d'inflammation.

Il dit, au contraire, que l'inflammation des intestins est très-prononcée quand le choléra s'est prolongé et que les évacuations ont cessé.

Il dit n'avoir trouvé qu'un seul cas, chez les personnes mortes du choléra, dans lequel la vésicule biliaire ne fût pas pleine.

Il fait observer à l'occasion de la vessie de ce cadavre, que, tant que les évacuations ont lieu, les reins ne sécrètent pas d'urines ; mais que, du moment où elles cessent et que la stupeur se manifeste, la vessie se distend.

M. Broussais observe que le développement des glandes de *Brunner* et de *Peyer* est le résultat de l'inflammation de la muqueuse intestinale.

DEUXIÈME AUTOPSIE.

Autopsie d'un jeune homme mort dans la réaction, après deux jours d'invasion du choléra algide, survenu pendant le traitement d'une rougeole.

Le cadavre est celui d'un jeune homme de vingt-cinq ans environ, d'une bonne constitution, entré au

Val-de-Grâce comme atteint de rougeole, et mort du choléra après deux jours d'invasion, dans la réaction.

Je ne l'ai pas vu pendant sa vie.

L'extérieur du cadavre ne présente rien de remarquable, si l'on excepte les yeux, qui offrent des taches brunes transversales au-dessous des cornées.

Les membranes du cerveau, et le cerveau lui-même, ne présentent rien qui soit digne de remarque.

La bouche, le pharynx et l'œsophage sont dans l'état naturel; l'intérieur du larynx, de la trachée-artère et des bronches est rose; les poumons sont dans l'état naturel; les ventricules du cœur contiennent du sang noirâtre, liquide; le ventricule gauche contient un peu de fibrine jaunâtre. Les vaisseaux thoraciques contiennent du sang noirâtre et liquide; l'estomac est contracté, il contient des matières bilieuses, sa membrane muqueuse est rosée; les intestins grêles sont contractés, ils contiennent beaucoup de matières bilieuses semblables à de la purée de pois, dans laquelle nagent des flocons blanchâtres; leurs membranes muqueuses offrent une teinte *hortensia*; les gros intestins sont contractés, leurs membranes muqueuses sont rougeâtres et couvertes de matières jaunâtres semblables à celles énoncées ci-dessus. Le foie, la rate et les reins sont dans l'état naturel; la vessie est contractée et ne contient pas d'urine, la vésicule biliaire est remplie d'une bile noire et sirupeuse ; les membranes de la moelle épinière et la moelle épinière elle-même sont injectées.

Réflexions.

La réaction ne commençant qu'à s'opérer chez le sujet de cette observation, son cadavre offre beaucoup de caractères observés sur les cadavres des cholériques morts dans la période algide.

Je remarque toutefois que la présence de cette matière jaunâtre, ressemblant à de la purée de pois, que contient le tube intestinal de ce jeune homme, ne s'observe pas ordinairement dans cette dernière période.

HÔPITAL TEMPORAIRE DES GRENIERS D'ABONDANCE.

Visite du 26 avril.

Salle des femmes.

J'ai visité une quarantaine de femmes atteintes du choléra : toutes ont des symptômes communs qui sont en quelque sorte le cachet cholérique ; ce sont l'en-

foncement des yeux, les cercles brunâtres des paupières, l'état de maigreur de la face et la prostration
générale; quant à la couleur des femmes cholériques,
elle varie selon la constitution des malades et les périodes de la maladie; les unes ont une teinte livide,
d'autres une teinte violette, d'autres une teinte icté-
rique, d'autres une teinte d'un bleu foncé, d'autres
une teinte noire. Le plus grand nombre avait la
diarrhée depuis plusieurs jours ou plusieurs semaines,
avant l'invasion de la maladie caractérisée par les vomissemens, les crampes, etc. Chez certaines femmes,
le choléra était survenu sans symptômes précurseurs.
D'autres n'ont pas éprouvé de vomissemens au moment de l'invasion, mais de la diarrhée seulement.

La plupart des femmes avaient été prises par les
vomissemens et la diarrhée, d'autres par les vomissemens sans diarrhée, et presque toujours pendant
la nuit. Les unes ont eu des coliques, d'autres pas;
les unes ont eu des crampes, les autres n'en ont pas
éprouvé; les unes sont calmes, les autres sont dans
une agitation continuelle. Les déjections alvines ont
été blanchâtres chez les unes, et sanguinolentes chez
les autres.

Salle des hommes.

J'ai examiné une trentaine d'hommes cholériques ;
ils m'ont présenté, relativement à la couleur, des
nuances infinies, depuis la teinte livide jusqu'au noir
foncé.

Chez presque tous, ainsi que chez les femmes, la
suppression des urines a lieu ; cependant il y a des
exceptions : plusieurs malades urinent constamment
bien dans toutes les périodes de la maladie, même
pendant la cyanose. Presque tous les cholériques conservent l'intégrité de leurs facultés intellectuelles,
mais quelques-uns délirent même dans le début. Les
malades qui sont dans la période algide, font éprouver au toucher une sensation glaciale, sensation que
les malades n'éprouvent qu'aux pieds. Quand on plisse
la peau des cholériques, le pli ne s'efface pas.

Chez quelques cholériques, il est survenu au bout
de quelques semaines, tantôt des furoncles, tantôt
des érysipèles, à la face ou ailleurs.

Les convalescens conservent long-temps de la faiblesse, l'enfoncement des yeux et une teinte livide.

Le traitement varie selon les périodes de la maladie
et selon les médecins.

Opinion de M. le docteur Auzoux , sur le siége du choléra, professée en ma présence, le 26 avril.

Ce savant anatomiste considère le choléra comme une espèce d'épilepsie, qui, comme la véritable épilepsie, peut guérir tout d'un coup.

Il place son siége dans le système nerveux de la vie organique. Il prétend expliquer son système par les symptômes qui ont lieu dans cette maladie et par les faits anatomiques. Il dit que les organes qui ne reçoivent que des nerfs du système nerveux de la vie organique, éprouvent les premiers du trouble dans leurs fonctions, tels que les intestins, les reins, la vésicule biliaire, les poumons, le cœur, et que les fonctions des autres organes ne sont troublées que secondairement.

Il explique l'abondance des évacuations par l'exaltation du système nerveux ganglionnaire ; les crampes des membres, par les communications du système ganglionnaire avec la moelle épinière ; la suppression des urines, les évacuations blanches, la cyanose, par la paralysie des reins, de la vésicule biliaire, du cœur et des poumons, paralysie qui résulte du collapsus qui suit nécessairement l'exaltation du système nerveux.

RAPPORT

SUR

L'ÉPIDÉMIE CHOLÉRIQUE,

qui a régné

DANS L'ARRONDISSEMENT DE BERNAY, DEPUIS LE 29 AVRIL
JUSQU'AU 27 SEPTEMBRE 1832.

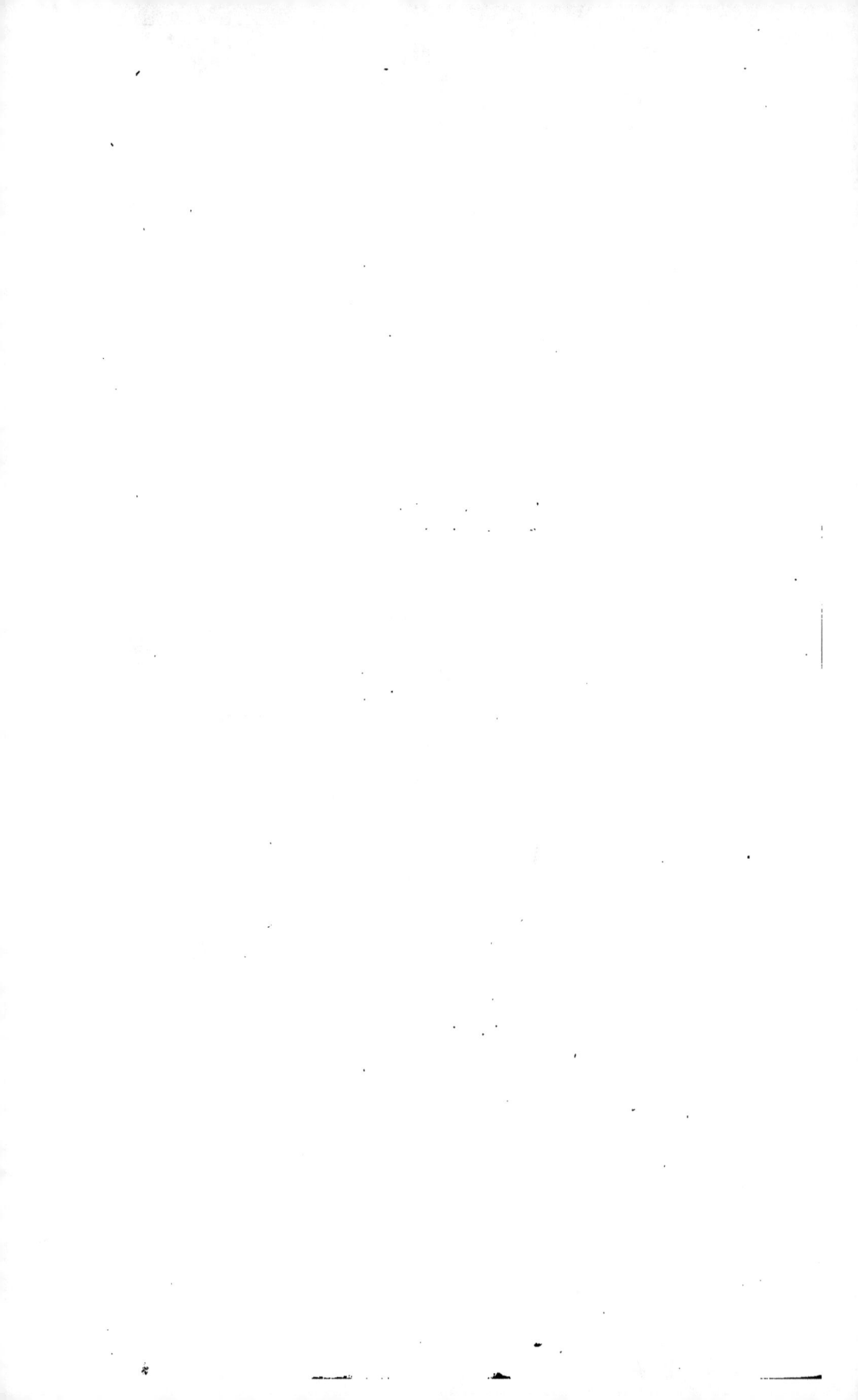

INTRODUCTION.

Je m'étais proposé dans ce rapport de donner une statistique médicale détaillée de l'arrondissement de Bernay, et particulièrement des endroits où le choléra a exercé le plus de ravages ; mais un littérateur distingué m'ayant prévenu qu'il s'occupait de ce travail, je me suis borné à donner de cette maladie une histoire succincte et aussi fidèle qu'il m'a été possible, vu la difficulté que j'ai éprouvée à me procurer des renseignemens exacts.

J'ai signalé l'apparition du typhus.

Pénétré de cette idée, que le zèle du médecin ne doit pas se borner à ce qu'exige de lui un devoir rigoureux, mais qu'il doit encore faire tourner au profit de la science et de l'humanité ses observations et son expérience, je me suis occupé spécialement des cas de choléra et de typhus que j'ai observés.

J'ai cité franchement mes succès et mes revers. J'ai relaté les lésions que j'ai vues sur les cadavres que j'ai ouverts ou à l'ouverture desquels j'ai assisté.

J'ai exposé le traitement que j'ai adopté et que j'ai observé constamment.

J'ai terminé par deux observations complètes de cholériques, dont l'un a guéri et l'autre est mort, comme exemples du traitement que j'ai suivi et des lésions que présentent les cadavres.

RAPPORT

SUR

L'ÉPIDÉMIE CHOLÉRIQUE,

qui a régné

DANS L'ARRONDISSEMENT DE BERNAY, DEPUIS LE 29 AVRIL
JUSQU'AU 27 SEPTEMBRE 1832.

Le choléra-morbus a paru dans l'arrondissement de
Bernay dans la nuit du 28 au 29 avril 1832; c'est
dans le canton de Bernay, dans la ville de Bernay,
que le premier cas de choléra a été observé; c'est moi
qui l'ai signalé à l'autorité.

Du 29 avril au 13 mai, quatre autres cas, développés dans le canton de Bernay, ont été cités par
MM. les docteurs Bardet père et fils et Périer.

Depuis le 13 mai, aucun nouveau cas ne s'y était
présenté, lorsque, le 15 juin, la récrudescence s'y est
opérée.

Du 15 juin au 23 juillet, trente-deux cholériques
ont été observés.

Du 23 juillet au 27 septembre cent onze cas de choléra ont eu lieu.

Du 12 au 26 août, le nombre des cholériques s'est accru d'une manière sensible, et un grand nombre de personnes ont été affectées de dévoiement.

Du 26 août au 13 septembre, il a décru progressivement.

Du 13 au 27 septembre, il ne s'est manifesté que trois cas de choléra.

Depuis l'invasion du choléra dans le canton de Bernay (1), cent quarante-huit cholériques, dont soixante-huit femmes, cinquante-sept hommes et vingt-trois enfans, y ont été observés, presque tous dans la ville de Bernay (2). Quarante-huit sont morts, c'est-à-dire un peu moins que le tiers.

Le traitement anti-phlogistique a été généralement adopté.

Le choléra s'est manifesté le 22 juin 1832, dans le canton de Thiberville.

Du 22 juin au 3 juillet, quelques cas isolés ont été observés.

Du 3 juillet au 16 juillet, il a sévi avec intensité, particulièrement dans les communes de Thiberville, de Bournainville et de Drucourt.

Du 16 juillet au 21 juillet, il a décru insensi-

(1) La population du canton de Bernay est de 16,043 habitans.
(2) La population de la ville de Bernay est de 6,605 habitans.

blement, et depuis le 21 juillet aucun cas ne s'y est présenté.

Cinquante-et-un cholériques, dont dix-neuf hommes, vingt-six femmes et six enfans, ont été observés dans ce canton (1); trente-six cholériques sont morts, c'est-à-dire plus des trois cinquièmes (2).

Le traitement excitant et le traitement anti-phlogistique ont été employés; c'est le traitement anti-phlogistique qui a le mieux réussi, ainsi que me l'a assuré M. Jouas, médecin distingué de ce canton.

Le canton de Broglie a été atteint du choléra, le 22 juillet 1832.

Du 22 juillet au 10 août, le nombre des cholériques s'est accru progressivement.

Du 10 au 25 août, il a décru insensiblement.

Depuis le 25 août jusqu'au 7 septembre, il ne s'est manifesté que quelques cas isolés.

Soixante-quatre cholériques, dont trente-sept femmes, vingt-quatre hommes et trois enfans ont été re-

(1) La population du canton de Thiberville est de 15,223 habitans.

(2) Les renseignemens obtenus par M. le sous-préfet diffèrent des miens; s'ils sont justes, le nombre des cholériques du canton de Thiberville serait de soixante-dix-sept, et le nombre des morts de quarante-cinq, c'est-à-dire des trois cinquièmes.

6

marqués dans ce canton (1), presque tous à Broglie (2), particulièrement à l'entrée de ce bourg, au nord-est, dans un de ses quartiers les plus élevés. Vingt-cinq cholériques sont morts, c'est-à-dire un peu plus du tiers.

Le traitement anti-phlogistique combiné avec le traitement excitant et le traitement anti-phlogistique ont été mis en usage.

Dans le canton de Beaumesnil, le choléra a paru à la Barre, le 17 août.

Du 17 août au 13 septembre, trois cholériques ont été observés dans ce bourg ; deux sont morts.

Je n'ai pu savoir, malgré mes informations, quel traitement a été employé.

Dans le canton de Beaumont-le-Roger, un grand nombre d'affections cholériformes ont eu lieu, mais on n'a observé qu'un seul cas de choléra ;

Ce cas s'est manifesté à Beaumontel, le 29 août sur un ouvrier employé dans une fabrique.

Ce malade, soumis au traitement anti-phlogistique, par M. Deraynal, médecin de ce canton, a guéri.

Le typhus a également éclaté dans l'arrondissement de Bernay.

(1) La population du canton de Broglie est de 11,682 habitans.

(2) La population de Broglie est de 1,007 habitans.

Neuf cas de typhus, dont cinq consécutifs au choléra, et quatre essentiels, ont été observés presque tous dans la ville de Bernay ; c'est moi qui, le premier, ai signalé l'apparition de cette maladie.

Le nombre total des cholériques de l'arrondissement de Bernay (1), depuis le 29 avril, jusqu'au 27 septembre 1832, est de deux cent soixante, dont quatre-vingt-cinq hommes, cent vingt-sept femmes, trente-six enfans.

Le nombre total des cas de typhus a été de neuf, dont cinq consécutifs au choléra, et quatre essentiels.

Le nombre total des morts a été de cent sept, c'est-à-dire, de plus d'un tiers.

Dans le cours de cette épidémie, j'ai observé cinquante cas de choléra, dont quarante-cinq dans la ville de Bernay, et cinq dans les communes circonvoisines.

Sur ces cinquante cas, j'en ai vu quatorze, conjointement avec mes confrères, mais les revers et les succès m'étant communs avec eux, je ne citerai que les trente-six cholériques que j'ai vus ou traités seul.

De ces trente-six cholériques, deux sont morts dans

(1) La population de l'arrondissement de Bernay, est de 82,828 habitans.

la période algide, sans secours, en sorte que je n'en ai réellement traité seul que trente-quatre.

Sur ces trente-quatre cas de choléra, sept ont été légers, trois graves, et vingt-quatre algides très-graves, dont cinq ont été compliqués du typhus ; dix cholériques, dont trois ont éprouvé une complication typhoïde, ont succombé.

Parmi les dix malades atteints du choléra, que je n'ai pu guérir, on remarque 1° une femme âgée de cinquante-six ans, d'une assez bonne constitution, peu aisée, couchant dans une chambre obscure et peu aérée ; 2° un vieillard de soixante-seize ans, misérable, habitant une chambre étroite ; 3° une femme de cinquante-six ans, d'une santé détériorée par l'usage de mauvais alimens, couchant dans un local humide et obscur ; 4° un malade de trente-deux ans, aisé, affaibli par un dévoiement qui durait depuis huit jours avant de se faire traiter ; 5° un vieillard de soixante-neuf ans, indigent, couchant dans une chambre obscure, et qui avait été opéré d'une hernie étranglée, huit jours avant d'être atteint du choléra ; 6° une femme de soixante-dix-huit ans, aisée, mal-propre, adonnée à l'ivrognerie, et qui n'a voulu se soumettre à aucun traitement ; 7° une femme de quarante-cinq ans, misérable, phtysique, et ayant une complication typhoïde ; 8° un homme de quarante ans, d'une bonne constitution, peu aisé, habitant un rez-de-chaussée, ayant une complication typhoïde ; 9° un vieillard de soixante-six ans, ivrogne, misérable, couchant dans une chambre obscure ; 10° une femme de trente-deux ans, rachitique, affaiblie par une maladie antérieure, éprouvant une complication ty-phoïde.

Ainsi, dans le nombre des malades qui sont morts, on n'en compte que trois d'une assez bonne constitution et d'un âge peu avancé, dont l'un a eu une complica-tion typhoïde, et les deux autres n'ont pas été traités à temps.

Sur neuf cas de typhus, observés dans l'arrondisse-ment de Bernay, j'en ai traité huit, dont cinq con-sécutifs au choléra, et trois essentiels ; des cinq cas de typhus consécutifs, deux seulement ont guéri, et sur trois cas de typhus essentiels, dont deux fort graves, deux ont guéri, et le troisième est en voie de guérison.

Le nombre total des malades que j'ai traités seul est de trente-sept, dont trente-quatre cholériques et trois affectés de typhus essentiel.

Le nombre des morts est de dix, c'est-à-dire, un peu plus d'un quart.

J'ai fait quatre autopsies, dont deux de cholériques morts dans la période algide, sans secours, et qu'en conséquence, je n'ai pu voir pendant la vie ; deux de

cholériques que j'ai traités, et dont l'un est mort dans
la période algide, et l'autre dans la réaction, avec
une complication de typhus et d'ictère.

J'ai assisté à trois ouvertures de cholériques morts
dans la période algide.

Le choléra a régné, dans notre arrondissement,
presque exclusivement à toute autre maladie, depuis le
29 avril 1832, jusqu'au 13 septembre 1832. Depuis le
13 septembre, les maladies ordinaires dans cette sai-
son ont reparu, et nous n'avons observé que quelques
cas isolés de choléra, dont le dernier a eu lieu le 27
septembre.

La cause première de son apparition parmi nous
est inconnue; on ne peut l'attribuer à la contagion ni
à l'infection, car le premier sujet qui en a été atteint
et que j'ai traité, n'a eu aucun rapport avec des cholériques, et n'a fréquenté aucun endroit où existât le
choléra.

J'ignore si le choléra se communique par infection;
toutefois, dans quatre maisons, j'ai vu deux cholériques à la fois.

Je n'ai aucun exemple qui puisse me faire soupçon-
ner que le choléra soit contagieux.

Le développement de cette maladie semble dû à un
principe délétère, existant dans l'atmosphère, com-

biné avec des émanations locales[, et à une prédispo-
sition individuelle.

Le choléra a sévi particulièrement sur la classe
indigente.

Les irritations chroniques, la convalescence, la
malpropreté, le séjour dans des maisons peu aérées,
l'ivrognerie, le travail dans les fabriques ont été con-
sidérés comme des causes prédisposantes.

Dans notre arrondissement, nous avons observé
plus de cholériques chez les femmes que chez les hommes, et plus chez les hommes que chez les enfans,
tandis qu'à Paris, et dans beaucoup d'endroits, les
hommes ont été plus particulièrement affectés.

Le choléra se manifeste sous l'influence de toute
espèce de vent et de température ; cependant, la
chaleur humide, jointe à l'électricité, favorise le développement du choléra, ainsi qu'on a pu s'en convaincre à Bernay, depuis le 12 août jusqu'au 26 ;
dans cet intervalle, le nombre des cholériques a été
considérable, et le quart de la population a éprouvé
du dévoiement.

Le choléra a frappé indistinctement tous les quartiers de la ville de Bernay ; mais il a sévi particulièrement dans ceux où il existait des rues étroites, hu-
mides, des habitations sales, étroites et obscures, et
où il se trouvait le plus de malheureux, et surtout

d'ouvriers travaillant dans les fabriques; ensorte que l'on doit attacher moins d'importance qu'on ne l'a fait au voisinage des rivières, ainsi qu'à l'influence de tel ou tel vent.

Le choléra a présenté parmi nous les mêmes pro-drômes, les mêmes symptômes, la même marche et les mêmes complications que j'ai observées à Paris; toutefois, dans notre arrondissement, la nuance bleue a été moins prononcée.

Je n'ai vu qu'un seul cholérique dont la peau ait présenté une teinte bleue générale.

Je n'ai point remarqué un symptôme que présen-taient à Paris, dans le mois d'avril, la plupart des malades atteints du choléra algide; c'est *l'adhérence de poussière aux poils du nez.*

Parmi nous, comme partout ailleurs, le choléra a été souvent précédé de céphalalgie, de nausées, d'un sentiment de pesanteur à l'estomac; presque cons-tamment, il a succédé au dévoiement; quelquefois, il s'est manifesté sans symptômes précurseurs; le plus souvent, il a débuté par des crampes, des vomissemens et du dévoiement; quelquefois, sans vomissemens ni dévoiement, mais par des crampes seulement, ainsi que j'en ai eu deux exemples.

La marche du choléra léger a été à peu près la même que celle des gastro-entérites.

La marche du choléra grave ou algide, quand elle a été régulière, a présenté deux périodes tranchées : la période algide, et la période de réaction.

Dans la période algide, la suppression de l'urine, des déjections alvines, semblables à une décoction de riz, ont presque toujours existé; quelquefois cependant, la sécrétion et l'excrétion de l'urine ont eu lieu, et les déjections alvines ont été tantôt jaunes et semblables à de la purée de pois; tantôt grisâtres, semblables à de la cendre délayée; tantôt d'un blanc sale, semblables à de l'eau de vaisselle; tantôt d'un blanc jaune, semblable à du lait caillé; tantôt rougeâtres, semblables à de la lie de vin; tantôt verdâtres.

Dans la réaction, la sécrétion de l'urine, la teinte jaune des déjections alvines ont ordinairement annoncé une terminaison heureuse ; mon espoir toutefois a été déçu dans trois cas.

La durée du choléra a été relative à sa gravité, elle a varié depuis huit jours jusqu'à six semaines; la durée moyenne a été de trois semaines.

Le choléra s'est compliqué quelquefois de typhus, j'en ai cinq exemples; quelquefois il s'est compliqué de rougeole ou de furoncles, ou plutôt il s'est terminé par ces éruptions; j'ai un exemple de l'un et de l'autre cas. La terminaison a varié selon l'intensité de la maladie, selon les complications, selon l'âge et la vigueur des sujets.

Le choléra même algide, quand il a affecté un sujet qui se trouvait d'ailleurs dans des conditions heureuses, a guéri presque constamment quand il a été traité à temps et convenablement.

Le choléra, chez les vieillards est presque constamment mortel, ainsi que j'ai pu m'en convaincre, puisque sur quatre vieillards que j'ai traités, un seul, âgé de soixante-douze ans, a échappé à cette maladie.

Le choléra compliqué de typhus est extrêmement grave, surtout quand les sujets qui en sont atteints sont affectés de maladies chroniques ou affaiblis par des maladies antérieures ; sur cinq malades atteints du choléra compliqué de typhus que j'ai traités, deux ont guéri, et trois, dont un phtysique, un autre rachitique et affaibli par une maladie antérieure, et un autre d'une bonne constitution, ont succombé.

Les lésions observées sur ces cadavres ont été relatives aux périodes dans lesquelles les malades sont morts et aux diverses complications.

Dans la période algide, j'ai trouvé presque toujours l'engorgement des vaisseaux du cerveau, la présence dans les ventricules du cœur et dans les vaisseaux thoraciques d'un sang poisseux, partie liquide et partie coagulée, ressemblant à de la gelée de groseilles mal cuite, la sécheresse et la viscosité des plèvres, la pâleur des poumons, la vésicule biliaire plus ou moins distendue par une bile noire, épaisse, la vacuité de la vessie, l'inflammation plus ou moins prononcée de l'estomac et des intestins, depuis la couleur hortensia jusqu'au rouge cerise, la présence dans le tube intestinal de matières blanchâtres, tantôt crêmeuses, tantôt semblables à une décoction de riz, tantôt semblables à de l'eau de vaisselle, tantôt semblables à de la lie de vin. La présence de glandes de Brunner et de plaques de Peyer dans les intestins grêles, n'a pas été constante.

J'ai rencontré une fois dans toute l'étendue des intestins grêles, une éruption confluente de boutons de la grosseur de lentilles; une seule fois j'ai trouvé une contraction bien prononcée de la vessie et l'épaississement de ses parois; mais je l'ai toujours trouvée vide; quelquefois j'ai trouvé dans les bassinets et les uretères une matière crêmeuse.

Je n'ai ouvert qu'un seul cadavre de cholérique mort dans la réaction; le choléra chez ce malade était compliqué d'accidens typhoïdes et ictériques.

J'ai remarqué sur ce cadavre une grande quantité de sérosité entre le cerveau et ses membranes, la pâleur de ce viscère ainsi que celle du cervelet, la vacuité presque complète de leurs vaisseaux qui ne contenaient qu'un peu de sérosité sanguinolente, la vacuité de leurs ventricules d'où la sérosité s'était probablement écoulée, la pâleur des plexus choroïdes, une quantité considérable de sérosité sanguinolente dans les fosses occipitales.

Les veines jugulaires ne contenaient qu'un peu de sérosité sanguinolente.

Le ventricule gauche du cœur contenait une petite quantité de sang noirâtre, partie liquide, partie coagulée, semblable à de la gelée de groseilles mal cuite; le ventricule droit contenait un peu de sang liquide de même couleur.

J'ai remarqué une inflammation prononcée des membranes muqueuses de l'estomac et des intestins, mais particulièrement de la membrane muqueuse du duodénum et des gros intestins.

J'ai trouvé dans les intestins grêles une bouillie jaunâtre, et dans les gros intestins un liquide verdâtre.

Les intestins grêles et les gros intestins étaient contractés.

La vésicule biliaire était distendue par un liquide huileux, transparent, surmontant un peu de bile.

La vessie était distendue par de l'urine.

Souvent j'ai trouvé dans les autopsies de cholériques que j'ai faites et auxquelles j'ai assisté, des vers

lombrics dans le tube intestinal , et une tache brune
au-dessous, en dedans ou en dehors d'une ou de chaque cornée (cette tache que l'on a considérée comme
une ecchymose, n'est autre chose, ainsi que je m'en
suis assuré par la dissection, que la couleur de la
choroïde que l'on distingue à travers la sclérotique
qui, en se desséchant , a acquis de la transparence).
Constamment j'ai rencontré une inflammation plus
ou moins prononcée du tube intestinal.

Plusieurs traitemens ont été mis en usage dans l'arrondissement de Bernay ; le traitement excitant , le
traitement excitant combiné avec le traitement anti-
phlogistique , et le traitement anti-phlogistique ; c'est
ce dernier traitement qui a le mieux réussi. En effet,
dans le canton de Thiberville où les traitemens excitant et anti-phlogistique ont été employés, la mortalité a été des plus de trois cinquièmes ; dans le canton de Broglie, où le traitement excitant combiné
avec le traitement anti-phlogistique , et le traitement
anti-phogistique ont été mis en usage, la mortalité
a été de plus d'un tiers , tandis que dans le canton
de Bernay, et dans la ville de Bernay surtout, où
le traitement anti-phlogistique a été généralement
adopté, la mortalité a été à peine de un tiers.

Me souvenant d'avoir vu à Paris , entre autres
lésions des cadavres des cholériques , une inflamma-

tion constante du tube intestinal; me rappelant les
bons effets du traitement anti-phlogistique employé
par M. Broussais, et les excellens conseils de ce professeur dans sa clinique du mois d'avril 1832 ,
c'est moi qui le premier, dans l'arrondissement de
Bernay, ai mis en usage le traitement anti-phlogistique à l'égard du choléra.

Le succès que j'ai obtenu sur le premier cholérique
que nous ayons vu, l'exposé franc et sincère des lésions que j'ai observées à Paris, sur les cadavres des
cholériques, ou plutôt les savantes leçons de M. Broussais, publiées dans les journaux, ont probablement
contribué à faire adopter généralement, dans l'arrondissement de Bernay, ce dernier traitement dont
le célèbre Broussais a fait à l'égard des cholériques
une si heureuse application.

Quant à moi, j'ai suivi franchement le système de
Broussais, parce qu'il m'a paru le plus rationnel.

La saignée générale, les sangsues, la glace par
fragmens, les boissons froides et par petites gorgées ,
la diète, les frictions avec le laudanum, les synapismes, l'application de corps chauds le long des extrémités, et les vésicatoires dans les complications du typhus, tels sont les moyens que j'ai mis généralement
en usage à l'égard des cholériques, sauf quelques
modifications relatives au degré de la maladie ,

à l'âge, au sexe, et aux diverses complications.

Le régime que j'ai fait observer aux malades en-
trant en convalescence, a été sévère, et malgré cette
sévérité, quatre ont failli périr pour avoir pris du
bouillon trop tôt. J'ai vu, entr'autres, deux malades
dont le dévoiement avait cessé depuis plusieurs jours,
qui, pour avoir pris chacun un bouillon, dans la persua-
sion qu'ils entraient en convalescence, ont eu immédiatement après, dans l'espace de quelques heures, quinze,
vingt selles; ce dévoiement a continué chez l'un,
pendant plusieurs jours, et chez l'autre, pendant
plusieurs semaines.

Chez les cholériques gravement affectés, la convalescence a été longue; sur deux convalescens j'ai
remarqué deux phénomènes particuliers; chez l'un,
l'impossibilité de fermer deux doigts de la main
droite; sur l'autre, l'impossibilité de fermer tous les
doigts de cette main. Cette espèce de paralysie a duré
quatre ou cinq jours.

Je termine ce rapport, ainsi que je l'ai déjà dit,
par deux observations de cholériques, dont l'un a
guéri, et l'autre est mort; comme exemples du traitement que j'ai adopté et des lésions qu'on observe
ordinairement sur les cadavres des cholériques morts
dans la période algide; me réservant à faire connaître
incessamment les autres observations que j'ai recueil-

lies dans le cours de l'épidémie qui a régné dans l'arrondissement de Bernay, et dans lesquelles je donnerai la description des diverses complications dont les cas de choléra qui se sont présentés dans ma clientelle se sont revêtus, celle des diverses lésions que m'ont offertes les cadavres de cholériques morts dans la période algide ou dans la période de réaction, avec ou sans complication typhoïde, et l'histoire de quelques typhus essentiels.

———

PREMIÈRE OBSERVATION.

Choléra algide, compliqué, vers sa terminaison, de furoncles et d'une espèce de paralysie des doigts de la main droite, survenu pendant la nuit chez une femme âgée de cinquante-neuf ans, après un dévoiement qui avait cessé pendant quinze jours, et reparu la veille de l'invasion. *Traitement* : glace par fragmens; eau sucrée, acidulée avec du suc de citron; sirop de groseilles étendu d'eau, froid, et par petites gorgées; diète; saignée immédiate du bras; applications de sangsues; frictions avec un liniment laudanisé; synapismes; cataplasmes de farine de lin; lavemens émolliens. Guérison après vingt-six jours d'invasion.

Madame B., âgée de cinquante-neuf ans, demeurant à Bernay, affectée depuis plusieurs années d'un catarrhe chronique, peu aisée, usant habituellement d'une mauvaise nourriture, couchant dans une chambre étroite et obscure, avait eu le dévoiement pendant une huitaine de jours.

Ce dévoiement avait cessé depuis une quinzaine de jours, puis avait reparu le 23 août 1832, lorsque, dans la nuit du 24 au 25 de ce mois, elle a été prise de frissons, de borborygmes, puis de dévoiement, de crampes et de vomissemens.

Pensant avoir une indigestion, cette femme s'est bornée, dans la matinée du 25 août, à prendre de l'eau sucrée et une légère infusion de sauge. Les accidens continuant, elle m'a fait appeler dans la journée du 25 août.

Arrivé près d'elle, vers une heure d'après midi, je l'ai trouvée dans l'état suivant :

Prostration générale; agitation continuelle; coucher tantôt sur le dos, tantôt sur les côtés; facultés intellectuelles intègres; paupières bleuâtres; globes des yeux rougeâtres, secs, dirigés en haut; face violette, amaigrie, grippée, couverte d'une sueur froide, visqueuse; narines sèches, pas de poussière adhérente aux poils du nez; lèvres violettes et froides; haleine froide; langue large, humide, blanchâtre, froide; voix éteinte, soif ardente, désir de boissons froides; sueur froide et visqueuse du cou; respiration courte, suspirieuse; sentiment de pesanteur sur la poitrine et sur l'épigastre, qu'elle découvre sans cesse; battemens du cœur insensibles; ventre rétracté, mou, empâté, donnant un son mat au toucher; pouls radial nul;

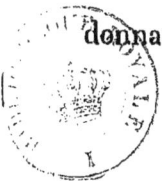

avant-bras, mains et ongles violets, recouverts d'une
sueur visqueuse, froide; peau des doigts plissée; extrémités inférieures fraîches, de couleur naturelle;
crampes des doigts, des mollets et des pieds; point
d'urine depuis l'invasion; selles blanchâtres, purulentes, exhalant une odeur fétide; vomissemens de
matières de même nature. *Prescription :* glace par
fragmens; eau sucrée, acidulée avec du suc de citron;
sirop de groseilles étendu d'eau, froids et par petites
gorgées; vingt sangsues, savoir : dix sur l'épigastre,
et dix à l'anus; frictions sur les membres avec un liniment dans lequel entre du laudanum; sinapismes
aux pieds; saignée immédiate du bras. Le sang s'é-
chappe d'abord par un jet, puis ensuite, il coule en
bavant; il est noir, visqueux. J'en obtiens avec peine
environ trois onces.

Depuis une heure, jusqu'à huit heures et demie du
soir, cinq selles purulentes, blanchâtres, semblables
à du lait caillé ; quatre vomissemens de matières
semblables à une décoction de riz; point d'urine;
crampes dans les mollets, les mains et les pieds. Elle
a pris de la glace avec avidité. Les piqûres des sangsues ont bien saigné.

A huit heures et demie du soir, mêmes symptômes
qu'à une heure ; le sang tiré par la lancette offre un
caillot peu consistant, ressemblant à de la gelée de

groseilles mal cuite, soulevé par un peu de sérosité.

Prescription : glace par fragmens; mêmes boissons; renouvellement de sinapismes aux pieds, continuation des frictions.

Dans la nuit du 25 au 26, pas de sommeil, agitation continuelle, sensation de chaleur générale, quoique la peau soit froide au toucher; cinq à six vomissemens semblables à une décoction de riz; deux ou trois crampes; point de selles; point d'urines.

Le 26, à cinq heures du matin, même état que la veille; sentiment de pesanteur sur l'épigastre. *Prescription* : glace; boissons froides; frictions; application de dix sangsues sur l'épigastre; remplacer les sinapismes des pieds par des cataplasmes de farine de lin.

Dans le cours de la journée du 26, vomissemens semblables à une décoction de riz; pas de selles; pas d'urines; pas de crampes; les piqûres des sangsues n'ont pas saigné.

A sept heures du soir, mêmes symptômes que le matin. *Prescription*: application de dix-huit sangsues; huit sur l'épigastre, et dix à l'anus; glace; mêmes boissons; frictions; renouveler les cataplasmes de farine de lin sous les pieds.

Dans la nuit du 26 au 27, peu de sommeil; renvois; neuf à dix vomissemens, dont les premiers sont

verts, et les seconds d'un vert jaunâtre; pas de crampes; pas de selles, pas d'urines; les piqûres des sangsues
ont bien saigné.

Le 27, à sept heures du matin, yeux moins enfoncés; face jaunâtre, chaude; langue chaude, couverte d'un léger enduit jaune; voix rauque; peu de
soif; elle ne veut plus de glace; respiration courte;
sentiment de pesanteur sur la poitrine et à l'épigastre; hoquets; nausées; battemens du cœur, et pouls
radial insensibles; couleur et chaleur naturelles des
membres inférieurs; avant-bras et mains frais, con-
servant une couleur violette; plis des doigts; couleur
bleuâtre des ongles. *Prescription* : mêmes boissons,
froides; diète; plus de glace, plus de frictions, suppression des cataplasmes sous les pieds.

Dans la journée du 27, trente vomissemens de matières verdâtres, hoquets, pas de selles ni d'urines.

A huit heures du soir, même état que le matin,
même prescription.

Dans la nuit du 27 au 28, pas de sommeil; pas
d'urines ni de selles; deux vomissemens de matières
d'un vert jaunâtre.

Le 28, à huit heures et demie du matin, conjonctives rouges, purulentes; yeux peu enfoncés; paupières brunes; pommettes rouges, chaudes; langue
blanche, chaude; voix rauque, plus forte; le senti-

ment de pesanteur à la poitrine et à l'épigastre persiste; le ventre n'est plus rétracté, il est mou, mat
à la percussion; les battemens du cœur et le pouls
radial se font un peu sentir; les avant-bras, les
mains et les ongles sont frais et de couleur rougeâtre;
les plis des doigts n'existent plus. *Prescription* : continuation des mêmes boissons; diète.

Dans la journée du 28, quatre vomissemens verdâtres, dans lesquels se trouve un dépôt purulent,
blanchâtre.

A six heures du soir, même état que le matin,
même prescription.

Dans la nuit du 28 au 29, peu de sommeil; quelques cuillerées d'urine; une selle verdâtre liée; pas
de vomissemens; douleurs abdominales.

Le 29, à huit heures du matin, ventre douloureux
et un peu distendu par des gaz. Du reste, mêmes
symptômes que la veille. *Prescription* : mêmes boissons, prises tièdes; diète; léger cataplasme de farine
de lin sur le ventre.

Dans la journée du 29, elle a uriné plusieurs fois;
elle a eu quelques hoquets; peu de soif; pas de selles
ni de vomissemens.

Le 29, à sept heures du soir, yeux rouges, purulens, très-peu enfoncés; figure rouge, chaude; voix
forte, voilée; ventre distendu par des gaz, doulou-

reux; pouls un peu plus fort que dans la matinée; même prescription.

Dans la nuit du 29 au 30, pas de sommeil; douleurs dans la région dorsale; pas de selles ni de vomissemens.

Le 30, figure épanouie, rouge, chaude; paupières bleuâtres; conjonctives rouges, purulentes; langue blanche; voix un peu plus rauque que dans l'état naturel; pouls faible, mais régulier; chaleur naturelle des membres; les avant-bras, les mains et les pieds conservent une teinte rougeâtre; le sentiment de pesanteur qu'elle éprouvait à la poitrine et à l'épigastre a diminué; le ventre est toujours douloureux et un peu distendu. *Prescription :* boissons tièdes; cataplasme sur le ventre.

Dans la journée du 30, pas de selles; urines; douleurs abdominales.

A sept heures du soir, même état que dans la matinée, même prescription.

Dans la nuit du 30 au 31, peu de sommeil; agitation, gémissemens, douleurs lombaires, urines, pas de selles ni de vomissemens.

Le 31, même état que la veille, même prescription; diète.

Du 31 au premier septembre, rien de remarquable.

Le 1er septembre, à huit heures du matin, yeux

rouges; figurè chaude et rouge; voix rauque; langue blanche, humide; soif, désir de boissons froides; le ventre est dur, douloureux, distendu par des gaz; la peau est chaude; le pouls est petit et fréquent; les mains, les doigts et les ongles conservent une teinte rougeâtre. *Prescription :* boissons froides; cataplasme sur le ventre.

Dans la journée du 1er septembre, quelques coliques.

A huit heures du soir, les coliques se renouvellent, elle croit avoir besoin d'aller à la selle. *Prescription :* boissons froides; demi-lavement, fait avec une décoction de son.

Dans la nuit du 1er au 2 septembre, peu de sommeil.

Le 2 septembre, à huit heures du matin, sentiment de faiblesse; yeux rouges, purulens; face fraiche; langue blanche, humide; voix rauque; respiration libre; plus de sentiment de pesanteur à la poitrine, ni au creux de l'estomac; ventre mou, peu distendu, un peu douloureux. *Prescription :* eau sucrée, acidulée avec du suc de citron; sirop de groseilles étendu d'eau; diète; demi-lavement avec une décoction de graines de lin. Le demi-lavement prescrit la veille au soir n'a pas été donné.

Dans la journée du 2 septembre, la malade s'est

bien trouvée; le demi-lavement l'a soulagée ; il a été
rendu avec quelques matières dures.

Dans la nuit du 2 au 3 septembre, sommeil; ventre un peu douloureux.

Le 3 septembre, elle se plaint d'une faiblesse
extrême ; elle désire prendre du bouillon; ses yeux
sont moins rouges; ils ne sont plus purulens; sa
figure est fraîche, vermeille; sa langue est blanche
et humide, sa voix est toujours rauque; le ventre est
un peu tendu, endolori; le pouls est faible, régulier;
les urines sont naturelles. Les mains et les poignets
conservent une teinte rougeâtre. *Prescription :* eau
d'orge, édulcorée avec du sirop de guimauve; trois
bouillons au veau, légers; demi-lavement, fait avec
une décoction de graines de lin ; cataplasme sur le
ventre.

Dans la journée du 3, elle a pris ses bouillons avec
plaisir; elle s'en est bien trouvée.

Dans la nuit du 3 au 4, sommeil.

Le 4, ses yeux sont dans l'état naturel; sa voix est
légèrement voilée ; la respiration est libre; le ventre
n'est plus douloureux ; la teinte rougeâtre des mains a
disparu; le pouls est naturel ; elle se plaint d'avoir
soif. *Prescription :* eau sucrée, acidulée avec du suc
de citron; quatre bouillons au veau.

Journée du 4, et nuit du 4 au 5, très-bonnes.

Le 5, très-bien. *Prescription* : mêmes boissons ; quatre bouillons avec veau et bœuf.

Du 5 au 6, rien de remarquable.

Le 6, elle se plaint de la douleur que lui causent cinq à six petits furoncles qui se sont développés aux fesses, dans la nuit du 5 au 6. *Prescription* : mêmes boissons ; quatre bouillons ; cataplasme émollient sur les fesses.

Journée du 6, et nuit du 6 au 7, bonnes.

Le 7, les furoncles sont douloureux, elle se trouve bien du reste ; elle demande à manger. *Prescription :* mêmes boissons ; deux vermicelles, deux bouillons, continuation d'un cataplasme émollient sur les fesses.

Du 7 au 9, mêmes boissons ; même régime ; les furoncles sont devenus plus douloureux, leur nombre a augmenté.

Le 9, joues animées, chaudes, langue couverte d'un léger enduit blanchâtre, chaude ; soif légère ; oppression ; peau chaude ; pouls petit, fréquent ; élancemens dans les mains ; impossibilité de fermer complètement les doigts de la main droite ; douleur vive, causée par une douzaine de furoncles rouges, durs, de la grosseur du petit doigt, placés aux fesses, près de l'anus. *Prescription :* eau sucrée, acidulée avec du suc de citron ; sirop de groseilles étendu d'eau ; diète ; cataplasme émollient sur les fesses.

Le 10, même état que la veille, même prescription.

Le 11, la figure est moins animée, la soif est moins vive, le pouls est moins fréquent, les furoncles sont moins douloureux, ils sont moins rouges, ils sont en suppuration, les élancemens des mains n'existent plus, l'impossibilité de fermer complètement les doigts de la main droite persiste ; les urines sont d'une couleur citrine, pas de selles. *Prescription :* eau de gomme édulcorée avec du sirop de groseilles, bouillon au veau, un demi-lavement émollient, cataplasme émollient sur les fesses.

Du 11 au 15, la douleur causée par les furoncles diminue chaque soir ; la face est animée et le pouls est fébrile. Mêmes boissons, même régime.

Le 15, madame B. se trouve parfaitement bien, elle n'a point de fièvre, elle ferme bien les doigts de la main droite, les furoncles sont guéris, un seul suppure encore, elle désire manger. *Prescription :* mêmes boissons, deux vermicelles, deux bouillons.

Du 15 au 20, l'état de madame B. s'est amélioré insensiblement, l'alimentation a été augmentée par degrés.

Le 20, elle était en pleine convalescence.

DEUXIÈME OBSERVATION.

Choléra algide survenu pendant la nuit, chez une femme de cinquante-six ans, sans cause connue, et sans autres symptômes précurseurs que de légères douleurs épigastriques et de l'inappétence. *Traitement :* glace par fragmens, limonade froide par petites gorgées, diète ; saignée du bras, application de sangsues, frictions sur les cuisses et les mollets, avec un liniment dans lequel entre du laudanum ; sinapismes sous les pieds, flanelles autour des membres, briques chaudes le long des extrémités inférieures. Mort dans la période algide après vingt-six heures d'invasion. Autopsie.

Madame X., journalière, âgée de cinquante-six ans, d'une assez bonne constitution, peu aisée, sobre, ne buvant ordinairement que de l'eau, couchant dans une chambre basse et obscure, m'a fait appeler aujourd'hui, premier juillet 1832, pour lui donner des soins.

Arrivé près d'elle, elle m'a raconté qu'hier matin elle avait pris un peu d'eau-de-vie ; que, dans le cours de la journée, elle avait lavé la lessive sans trop se fatiguer ; qu'elle avait éprouvé quelques douleurs dans la région épigastrique, et de l'inappétence ; que cependant elle avait mangé ; que le soir après son souper, elle avait pris de nouveau un peu d'eau-de-vie, qu'ensuite elle s'était couchée et avait dormi, lorsque sans autres symptômes précurseurs que de légères douleurs épigastriques et de l'inappétence, elle avait été prise, à minuit, de borborygmes, puis de déjections alvines, qui se sont répétées cinq à six fois sans vomissemens jusqu'à six heures du matin.

A six heures, les vomissemens et les crampes dans les membres inférieurs se sont manifestés, et depuis six heures jusqu'à onze heures du matin, époque à laquelle je l'ai vue pour la première fois, elle a vomi cinq à six fois et rendu sept à huit selles ; les matières, que l'on m'a dit être blanchâtres, ne m'ont pas été présentées.

Avant mon arrivée, la malade, croyant avoir une indigestion, avait pris quelques tasses de thé.

Tels sont les symptômes qu'elle m'a présentés onze heures après l'invasion de la maladie.

Prostration générale ; coucher habituel sur le dos ; cependant elle se couche tantôt sur le côté gauche, tantôt sur le côté droit ; ses facultés intellectuelles sont intègres, mais elle répond avec indifférence aux questions qu'on lui adresse ; elle accuse une céphalalgie légère ; sa face est grippée, froide et amaigrie, elle offre une couleur violacée ; les paupières sont fermées, elles présentent une couleur bleuâtre ; les yeux sont un peu enfoncés et se dirigent en haut ; les conjonctives sont sèches et offrent une teinte rougeâtre ; les poils du nez ne présentent pas de poussière ; le nez, les joues et le menton sont plus froids que le front ; les lèvres et la

langue sont violettes et froides; l'air expiré est frais
et sans odeur remarquable; la bouche est habituellement fermée; la voix est faible, comme soufflée; elle
n'a point de soif, elle ne désire pas plus les boissons
froides que les boissons chaudes; la respiration est
suspirieuse; elle cherche constamment à se débarras-
ser des couvertures que l'on place sur ses bras et sa
poitrine; les battemens du cœur sont insensibles;
l'épigastre n'est pas douloureux au toucher; le ventre est mou, empâté; elle éprouve quelques nausées;
elle vomit et rend une selle en ma présence. Le liquide rendu par le vomissement est limpide et contient en suspension des flocons blanchâtres; la selle
s'est opérée comme si elle eût été poussée par le piston
d'une seringue; les matières exhalent une odeur fétide et ressemblent à une décoction de riz; les urines
n'ont pas coulé depuis l'invasion de la maladie, c'est-
à-dire depuis minuit; la peau n'a pas perdu com-
plétement sa contractilité; elle est froide dans toutes
ses parties, et principalement aux membres, sans
que la malade en ait la conscience; le pouls radial
est nul; les avant-bras, les mains, les doigts et les
ongles sont légèrement bleuâtres; les doigts n'offrent
point de plis longitudinaux, ils n'offrent que des plis
transversaux; les membres inférieurs ne présentent
point de teinte particulière.

La malade éprouve des crampes dans les cuisses et les mollets. *Prescription :* Glace par fragmens, limonade froide, par petites gorgées, diète, saignée immédiate du bras, application de vingt sangsues, dix sur le creux de l'estomac et dix à l'anus, frictions sur les cuisses et les mollets avec un liniment dans lequel entre du laudanum, sinapismes sous les pieds, flanelles chaudes autour des membres, briques chaudes le long des membres inférieurs.

Le sang tiré par la lancette est sorti d'abord par un jet, il a coulé ensuite goutte à goutte, et je n'ai pu en obtenir que deux ou trois onces; ce sang est noir et poisseux.

De 11 heures à trois heures d'après midi, deux selles et un vomissement de même nature que les premiers. Des dix sangsues appliquées sur l'épigastre, deux seulement se sont gorgées de sang, l'application de sangsues à l'anus, qui avait été prescrite, n'a pas été faite.

A trois heures d'après midi, mêmes symptômes que ce matin. *Prescription :* Mêmes boissons, diète, application immédiate de dix sangsues à l'anus.

De trois heures à sept heures du soir, un vomissement et une selle dans laquelle se trouvait un ver lombric, ont eu lieu. Les sangsues appliquées à l'anus ont tiré plus de sang que celles qui ont été posées sur l'épigastre.

A sept heures du soir, la peau qui recouvre les différentes parties du corps, est plus chaude que dans les visites précédentes, mais cette chaleur paraît être l'effet de l'application de corps chauds autour d'elle, et non celui de la réaction. *Prescription :* Mêmes boissons, diète.

A dix heures du soir la peau est plus froide qu'à sept heures, la malade est sourde et répond difficilement aux questions qu'on lui adresse. *Prescription :* Continuation des mêmes moyens.

Le 2 juillet, à deux heures du matin, c'est-à-dire, après vingt-six heures d'invasion, elle a expiré dans la période algide.

Autopsie *de madame X., faite treize heures après la mort, en présence de MM. les docteurs* Laignel, Bardet, Lebertre *et* Fourquemin.

Extérieur du cadavre.

Les yeux sont enfoncés sans être affaissés ; les conjonctives sont rougeâtres ; une tache brunâtre s'observe sur la sclérotique gauche, au-dessous de la partie externe de la cornée transparente ; les paupières sont bleuâtres ; la face est amaigrie et légè-

rement violette; la bouche est fermée; les membres
supérieurs et inférieurs sont raides ; les muscles sont
tendus, les doigts sont fléchis; les avant-bras, les
mains, les doigts, les jambes et les pieds offrent une
teinte violacée; le ventre est dans l'état naturel.

Intérieur du cadavre.

Les muscles du cou sont bruns, secs et visqueux ;
les muscles des membres et du reste du corps sont à
peu près dans l'état naturel ; les veines superficielles contiennent peu de sang.

Tête et cou.

Le cuir chevelu étant incisé crucialement, il s'é-
coule environ une cuillerée à café de sang liquide ,
noir, visqueux.

Le crâne enlevé, il s'écoule une cuillerée de sang
de même nature; la dure-mère offre une teinte violette prononcée, le sinus longitudinal est gorgé d'un
sang noir et épais.

La dure-mère étant incisée, le cerveau présente
une teinte brunâtre, ses vaisseaux sont gorgés d'un
sang noir ; ses substances corticale et médullaire sont
piquetées de sang; ses ventricules contiennent environ une cuillerée à café de sérosité sanguinolente.

Les plexus choroïdes sont gorgés de sang et offrent un grand nombre de granulations.

La substance du cervelet est piquetée de sang; le quatrième ventricule est vide, ainsi que le calamus scriptorius.

Les fosses occipitales contiennent environ deux onces d'un liquide séro-sanguinolent. Les lèvres, les dents et la membrane buccale offrent une teinte violette; la langue présente une teinte d'un blanc jaunâtre à sa partie antérieure, et une couleur violacée à sa partie postérieure.

L'intérieur du pharynx et du larynx est violet; la membrane muqueuse de la trachée-artère est de couleur naturelle, celle de l'œsophage est violacée; l'intérieur de ce conduit contient, vers sa terminaison, une cuillerée environ de matière blanchâtre, semblable à de la bouillie; les veines jugulaires contiennent un peu de sang noirâtre; les artères carotides contiennent également une très-petite quantité de sang de même nature.

Poitrine.

La cavité de la poitrine ne contient pas de liquide; les lobes antérieurs des poumons sont diminués de volume; ils sont blancs, flasques, dépourvus de sang et d'air; les lobes postérieurs des poumons sont violets et gorgés de sang noir; le poumon gauche présente une adhérence ancienne. Les bronches et leurs divisions offrent, dans leur intérieur, un liquide purulent.

Les plèvres sont sèches et visqueuses.

Le péricarde contient environ une once de sérosité citrine; le cœur est plus volumineux que dans l'état naturel, ses veines et ses artères sont injectées; ses ventricules sont remplis d'un sang noir, poisseux, partie liquide, partie coagulé, ressemblant à du goudron délayé ou à de la gelée de groseilles mal cuite; la veine-cave supérieure, les veines pulmonaires, la veine azygos et les veines intercostales sont gorgées d'un sang noir et poisseux; l'aorte pectorale contient également un peu de sang analogue à celui des veines.

Abdomen.

La cavité abdominale ne contient pas de liquide; le péritoine est sec, visqueux; l'estomac est distendu par des liquides et des gaz; les intestins grêles, et surtout les gros intestins, si l'on excepte le cœcum, sont contractés.

L'intérieur de l'estomac contient un liquide limpide, dans lequel se trouvent des flocons blanchâtres; ce liquide est analogue aux matières des vomissemens;

sa membrane muqueuse est recouverte d'un mucus crêmeux; elle offre une teinte hortensia, elle est comme macérée.

L'intérieur du duodénum contient un mélange de bile et de substance blanchâtre; sa membrane muqueuse est pâle.

L'intérieur du jejunum contient, dans sa partie supérieure, un liquide blanchâtre; vers sa fin, ce liquide offre la teinte de lie de vin; sa membrane muqueuse est d'une couleur hortensia; elle présente quelques glandes de Brunner.

L'intérieur de l'iléon contient une grande quantité de liquide trouble, couleur de lie de vin, et deux vers lombrics; sa membrane muqueuse est de couleur hortensia; elle présente vers sa fin beaucoup de glandes de Brunner, et des plaques de Peyer, de couleur grisâtre; les unes petites, les autres d'une étendue considérable; l'une d'entre elles, située à six pouces environ du cœcum, est longue de deux pouces sur quatre lignes de largeur, et une autre placée à deux pouces de la valvule iléo-cœcale, est longue d'un pouce et demi environ, et occupe toute la circonférence de l'intestin.

L'intérieur du cœcum contient un liquide trouble, de couleur de lie de vin, et un ver lombric; sa muqueuse présente une couleur lilas; les colons ascendant, transverse et descendant, sont fortement contractés; leurs valvules sont prononcées; leurs membranes sont rosées et recouvertes d'une mucosité blanchâtre peu abondante.

L'intérieur de l's iliaque contient un liquide semblable à une décoction de riz; sa membrane muqueuse offre quelques plaques rougeâtres; l'intérieur du rectum renferme un liquide semblable à celui des déjections alvines; sa membrane muqueuse est rosée, et les valvules sont prononcées. Le sphincter n'est pas contracté.

Le foie est flasque et de couleur jaunâtre; la vésicule biliaire, sans être complètement distendue, contient une grande quantité de bile noirâtre, épaisse; la rate et le pancréas sont dans l'état naturel; les reins sont gorgés de sang, leurs bassinets et l'uretère gauche sont vides; l'uretère droit contient une matière crêmeuse; l'utérus et ses dépendances sont dans l'état naturel; la vessie est rétractée, elle ne contient point d'urine; sa membrane muqueuse est rosée; l'aorte abdominale et la veine cave-inférieure contiennent un sang liquide poisseux, semblable à celui du cœur; les nerfs de la vie organique et de la vie animale sont dans l'état naturel.

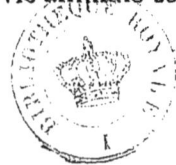

FIN.